Beltz Taschenbuch 154

Über dieses Buch:
Den Autoren geht es darum aufzuzeigen, wie sich gesundheitsförderliche Lernprozesse praktisch umsetzen lassen. Genauso geht es aber auch darum, Lernprozesse, die der Gesundheit abträglich sind und die oft eher im Verborgenen ablaufen, zu identifizieren, sie zu verändern bzw. ihnen vorbeugend zu begegnen.

In diesem Zusammenhang stellt sich die Frage, welche frühkindlich erworbenen Eigenschaften wie Bindungsfähigkeit, Kohärenzsinn oder Einfühlungsvermögen erfolgreiches und »humanes« Lernen in der Schule ermöglichen und wie Erziehung und Unterricht negative Entwicklungen, zum Beispiel wechselseitige Entwertungen, sowohl bei Schülern wie bei Lehrern, vermeiden helfen. Immer wieder rücken dabei das Ausleben schöpferischer Kräfte in uns (ästhetische Erziehung), das Prinzip des »gelingenden Dialogs« und die Entwicklung des »Kohärenzgefühls« in den Mittelpunkt vielfältiger Betrachtungen, dazu Beispiele aus dem schulischen und therapeutischen Alltag, vielfach begründet mit den neuesten Erkenntnissen der Neurowissenschaften.

Die Autoren:
Eckhard Schiffer, geboren 1944, ist Chefarzt der Abteilung für psychotherapeutische Medizin und Psychosomatik am Christlichen Krankenhaus Quakenbrück. Er ist analytisch orientierter Psychotherapeut und hat zusätzlich ein philosophisches Studium absolviert. Im Beltz Verlag erschienen auch seine Bücher »Warum Huckleberry Finn nicht süchtig wurde – Anstiftung gegen Sucht und Selbstzerstörung bei Kindern und Jugendlichen«, »Warum Hieronymus B. keine Hexe verbrannte – Gewaltbereitschaft bei Kindern und Jugendlichen erkennen – Gewalt vorbeugen«, »Der kleine Prinz in Las Vegas – Mit spielerischer Intelligenz den Herausforderungen unserer Zeit begegnen«, »Wie Gesundheit entsteht – Salutogenese: Schatzsuche statt Fehlerfahndung« und, zusammen mit Heidrun Schiffer, »Nachdenken über Zappelphilipp – ADS: Beweg-Gründe und Hilfen«.
Heidrun Schiffer ist Grundschullehrerin. Sie engagiert sich besonders für einen kreativen Kunstunterricht, der die schöpferische Kraft jedes einzelnen Kindes mitberücksichtigt.

Eckhard Schiffer • Heidrun Schiffer

LernGesundheit

Lebensfreude und Lernfreude
in der Schule und anderswo

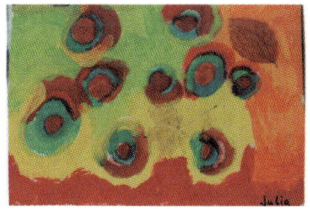

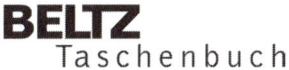

Taschenbuch

Besuchen Sie uns im Internet:
www.Beltz.de

Abbildungsnachweis:
S. 157–158: Egli, H. (2003)
Alle anderen Abbildungen: privat.

Beltz Taschenbuch 154

1 2 3 4 5   08 07 06 05 04

© 2004 Beltz Verlag • Weinheim und Basel
Umschlaggestaltung: Federico Luci, Köln
Umschlagabbildung: © Getty Images, Deutschland
Satz: WMTP, Birkenau
Druck und Bindung: Druckhaus Beltz, Hemsbach
Printed in Germany

ISBN 3 407 22154 1

Inhaltsverzeichnis

Einleitung

Was hat Lernen mit Gesundheit zu tun?, oder umgekehrt: Was hat Gesundheit mit Lernen zu tun? Und dann noch mit Lebensfreude? Viel.

»Wenn man irgendeine Aktivität nennen sollte, für die der Mensch optimiert ist, so wie der Albatros zum Fliegen oder der Gepard zum Rennen, dann ist es beim Menschen das Lernen (...) Dass wir Menschen wirklich zum Lernen geboren sind, beweisen alle Babys. Sie können es am besten, sie sind dafür gemacht; und wir hatten noch keine Chance, es ihnen abzugewöhnen.«[1]

Babys, Kleinkinder und Schüler der ersten Grundschulklasse lernen noch mit einer eigenen Motivation, einfach aus innerer Lust heraus. Wir sprechen von *intrinsischer Motivation*. Kinder lernen laufen, ohne dafür mit Schokoladenplätzchen belohnt werden zu müssen. Wobei das Gefühl, wohlwollend wahrgenommen zu werden, für das Kind sehr förderlich ist – anderen zeigen können, was man schon alles kann! Kinder, die auch später noch intrinsisch motiviert lernen, setzen das fort, was wir auch aus der beobachtenden Säuglingsforschung wissen: »Experimente lehren, dass nicht nur Trieb- und Körperlust, sondern auch Entdeckerlust und das Gefühl, in der Außenwelt sinnvolle Zusammenhänge bewirken und erkennen zu können, zentrale Motivatoren von Lebensbeginn an sind.«[2]

Bleibt diese Weise der Welt- und Selbsterfahrung grundlegend, so wird auch die eigene Existenz sinnvoll erscheinen, und anstehende Probleme und Aufgaben werden weniger erschrecken, sondern eher als verstehbar und handhabbar erlebt.

Ein solcher Selbst- und Weltbezug ist identisch mit dem so genannten *Kohärenzgefühl*. Das Kohärenzgefühl ist aber grundlegend für seelische und körperliche Gesundheit – so der Gesundheitsforscher Aaron Antonovsky.[3] In diesem Sinne beruht Gesundheit auf – gelingenden – Lernprozessen. Und ermöglicht wiederum ein gelingendes Lernen. Dieser Zirkel aber ist störbar, wobei insbesondere der schulische Alltag von Ängsten, Aggressionen, Versagensvorwürfen und Krankheitssymptomen gekennzeichnet ist.

Aber auch über die anderen – außerschulischen – Lernfelder sind Stolpersteine verstreut, die es rechtzeitig zu erkennen gilt.

In diesem Buch geht es darum, die gesundheitsförderlichen Lernprozesse in ihrer praktischen Umsetzbarkeit aufzuzeigen. Genauso geht es aber auch darum, die abträglichen Lernprozesse – die auf den ersten Blick eher im Verborgenen ablaufen – zu identifizieren und vorbeugend in ihrer Veränderbarkeit zu verdeutlichen.

Es geht in diesem Buch also vorrangig um *Gesundheitsförderung* und *Prävention*! Eltern und Lehrer können nicht als Therapeuten auf ihre Kinder einwirken, wohl aber wichtige gesundheitsförderliche und präventive Beiträge einbringen. Demnach können Eltern wie Lehrer die Lernfähigkeit ihrer Kinder bzw. Schüler fördern, indem sie deren Gesundheit fördern – und umgekehrt!

Erfahrungshintergrund für dieses Buch sind der Grundschulalltag sowie das Interesse an ästhetischer Erziehung der Zweitautorin sowie der klinische Alltag des Erstautors, in dem schon seit Jahren Lehrer und Schüler als Patienten zahlreich vertreten sind.[4]

Sowohl im Schulunterricht wie in der Psychotherapie von psychosomatisch Kranken geht es um Lernprozesse *und* Beziehung. Schöpferische Aktivitäten stellen dabei entscheidende Momente, auch für die Rückgewinnung von Gesundheit, Lebens- und Lernfreude, dar. Dies ist ein Ergebnis des langjährigen Austausches zu den beiden Berufsfeldern der beiden Autoren.

Um den Doppelaspekt von Lern- und Gesundheitsförderung zu verdeutlichen, werden einige Unterrichtsbeispiele und biographische Episoden auch aus früheren Veröffentlichungen der beiden Autoren aufgegriffen.

In das Buch gehen ebenso Ergebnisse aus der Neurobiologie und der Säuglingsforschung mit ein sowie Überlegungen, die aus dem Salutogenesemodell Aaron Antonovskys abgeleitet sind. Neurobiologische Überlegungen werden nicht nur aufgezeigt, weil die Neurobiologie mit ihren Ergebnissen derzeit hoch im Kurs steht, sondern um zu verdeutlichen, dass Gesundheit wie Lernen gesellschaftlich-kulturelle, seelische und körperliche Aspekte aufweisen.

Sowohl Entfaltung von Gesundheit als auch bestmögliches Lernen sind demnach nur als bio-psycho-soziale (verkürzt: psychosomatische) Prozesse zu begreifen. Und das psychosoziale Moment ist zunächst vorrangig als gelingende interpersonale Beziehung zu verstehen. Da dies in der Neurobiologie derzeit jedoch kaum berücksichtigt wird, ist es umso wichtiger, z. B. die Beobachtungen der modernen Säuglingsforschung oder auch affektpsychologisch orientierte Betrachtungen von Unterrichtseinheiten mit einzubeziehen.

Die Qualität von Gesundheit und Lernfähigkeit gründet in Beziehungserfahrungen. Diese aber werden durch neurobiologische Prozesse allein nicht ausreichend abgebildet. Dies gilt umso mehr, als die Neurobiologie *die Person* nicht in ihrem geschichtlich-kulturellen Gewordensein kennt.

Dieses Buch versteht sich vorrangig nicht als Alternative zu vielen pädagogischen Texten, die sich mit Lernstörungen beschäftigen, sondern als – grundlegende – Ergänzung.

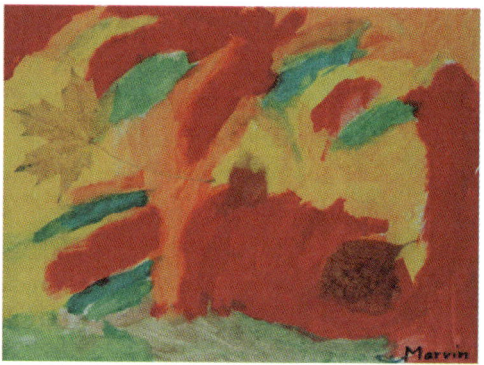

I

»Stress«

»Wenn Jugendliche im schulischen Umfeld wenig soziale Unterstützung
durch die Klassenkameraden erfahren, das Konkurrenzdenken vorherrscht
und die Lehrpersonen im Unterricht zu wenig Bezug zur aktuellen
Lebenssituation der Lernenden herstellen oder die Schüler-Lehrer-
Beziehung nicht individuell gestalten, erleben Jugendliche die Schule
als stressreich (...)
Auch in unserer Studie ließ sich ein signifikanter Zusammenhang zwischen
Schulstress und physischen und psychischen Symptomen nachweisen (...)
Entsprechend (...) der salutogenetischen Sichtweise (Antonovsky, 1987)
werden Anforderungen als weniger stressreich erlebt, wenn sie
verständlich und regulierbar sind und ein tragfähiges soziales Netzwerk
zur Verfügung steht. Wenn Jugendliche mit einer durch frühere Lebens-
erfahrungen bedingten Beeinträchtigung ihres Kohärenzgefühls in die
Phase der Adoleszenz eintreten, kann dies ihre Fähigkeit, einen Phasen-
übergang sowie aktuelle schulische Anforderungen zu meistern, nachhaltig
und negativ beeinflussen. Die Ergebnisse sollten u. E. Anlass dazu geben
(...) Schul- und Unterrichtskonzepte zu ändern (...)«

Barbara Buddeberg-Fischer

Das Unbehagen, gegen das sich Katja jeden Morgen stemmt,
ändert sich im Laufe eines Schulvormittages nur wenig.
Auch nicht in ihren starken Fächern Deutsch und Biologie.
Die – von ihr zumindest so empfundene – hilflose Arroganz
des Physiklehrers Herbart steigert das Unbehagen bis zur
Übelkeit. Sie zieht dann innerlich die Notbremse und
»schaltet ab«, obgleich sie sich eine Fünf in Physik gar nicht

leisten kann. Hinter den lustlos vorgetragenen Erklärungen ihres Physiklehrers hört sie immer nur den Satz:»Die meisten Mädchen kapieren das sowieso nicht (...)« Dabei hatte sie den Physikpauker anfangs in seiner fast noch jungenhaft unbeholfenen Art ganz sympathisch gefunden. Umso größer fiel im weiteren Unterrichtsverlauf ihre Enttäuschung aus.

Als der Physiklehrer Markus Herbart an diesem Montag in die 10a geht, fährt er sich kurz vor der Klassentüre mit der rechten Hand über die linke Schulter und den Nacken. Die Schmerzen – Verspannungen, hat der Hausarzt gesagt – sind heftig. Trotz Joggen. Die – von ihm zumindest so empfundene – Ablehnung der Klasse, die ihm entgegenschlägt, verstärkt die Schmerzen. Zwischendurch packt ihn eine dumpfe Wut, wenn er in die desinteressierten Gesichter sieht.»Haut doch ab, wenn ihr keine Lust habt«, möchte er ihnen entgegenbrüllen.

Ob auch er meine, dass Lehrer faule Säcke seien, hatte ein Schüler neulich scheinheilig gefragt. Markus Herbart war über diese Frage so schockiert gewesen, dass er gar nichts darauf hatte antworten können und nur stumm aus der Klasse gegangen war. Mit Mühe nur schleppt er sich auch heute durch die Stunde. Beim Verlassen des Klassenraumes sind seine Schmerzen unerträglich.

Als Katja in der nächsten Stunde von ihrer Biologielehrerin ihre Arbeit auf den Tisch geknallt bekommt, ist der Tag für sie gelaufen. Frau Berg wirkt persönlich gekränkt, als sie Katja anzischt:»Nur fünf von 20 Punkten – das hätte ich von dir nicht erwartet (...)«

Noch auf dem Heimweg kauft sich Katja im Supermarkt jede Menge Kekse und anderweitigen Süßkram. Zu Hause wehrt sie alle Anfragen nach dem Verlauf des Schulvormittages gereizt ab und kann es kaum noch abwarten, sich »verdrücken« zu können. In ihrem Zimmer stopft sie Kekse in sich hinein, um sie bald darauf unter Zuhilfenahme des Fingers wieder zu erbrechen. Mit Physik oder Biologie hat sie sich an diesem und dem folgenden Nachmittag nicht mehr beschäftigt – nur mit ihren Schamgefühlen.

Als Markus Herbart nach Hause kommt, weicht er wieder mal der Nachfrage seiner Lebensgefährtin Sandra zu seinem Befinden mit einem hilflosen »Geht so« aus. Wortlos und verkrampft trinkt er seinen Tee. Danach verschanzt er sich hinter seinem Computer.

Sandra weint still vor sich hin. So hatte sie sich das gemeinsame Leben nicht vorgestellt. Als Markus noch studierte und sich für Physik begeistern konnte, war er ein ganz anderer Mensch gewesen. Augenscheinlich tat ihm die Schule nicht gut. Aber – wie etwas ändern?

II
Patient Schule

»Wir lernen, indem wir einfach so herumprobieren (wie beim Trinken an
der Mutterbrust oder beim Laufen), indem wir zusehen, zuhören und die
anderen nachmachen (wie beim Singen, Essen oder Sprechen) oder auch,
indem wir Vokabeln pauken.
Für viele Menschen ist Lernen identisch mit Pauken und vor allem damit,
dass es keinen Spaß macht. Aber auch dies ist gelernt!«

Manfred Spitzer

Katja ist, ebenso wie eine große Zahl ihrer Mitschülerinnen
und Mitschüler, krank.[1] Ihr Physiklehrer Markus Herbart
ist – ebenso wie viele andere Lehrerinnen und Lehrer –
(bald) krank.[2] Krank, zumindest nicht gesund, ist auch die
Institution, in der beide zusammentreffen, nämlich die Schule. Als »Patient Schule« beschrieb der Erstautor die schulische Situation in einem Aufsatz aus dem Jahre 1985. Und
die Therapieversuche nach der Erfurter Katastrophe und der
Veröffentlichung der PISA-Studie – beide im Jahre 2002 –
werden immer hektischer und hilfloser.

Der Schulpädagogik geht es in dieser Hinsicht wie der
(Schul)medizin: Eine Reform ist noch nicht ausgestanden,
schon wird die nächste auf den Weg gebracht. Immer mehr
Kontrollen, Qualitätsmanagement, Leitlinien, Profile sollen
zur Transparenz, Vergleichbarkeit und Effektivität objektive
und objektivierende Daten produzieren. Eines gerät dabei in

der Medizin wie in der Pädagogik jedoch völlig aus dem Betrachtungshorizont, nämlich die Beziehung zwischen Lehrer und Schüler bzw. Arzt und Patient. Aber:»Dort, wo der Beziehungsaspekt ausgeblendet ist, sind die Entwicklungen nicht leichter, sondern schwieriger, nicht problemloser, sondern konfliktreicher. Fehlgelaufene Entwicklungen müssen dann durch andere qualitative und quantitative Maßnahmen begrenzt, reorganisiert und evaluiert werden. Dies sind Folgen eines kognitiven Schemas und einer eindimensionalen rationalen Medizin, in der linear-kausalen Denkstrukturen der Vorrang gegeben wird.«[3] Statt des Wortes »Medizin« könnte man in den Text genauso gut auch »Schulpädagogik« einsetzen. Und so ist es wohl auch kein Zufall, dass Lehrer einerseits und Ärzte wie Pflegekräfte andererseits zu den Hochrisikoberufen für Burn-out gehören.[4] Burn-out meint: eine tief greifende Erschöpfung mit gefühlloser, gleichgültiger oder zynischer Einstellung gegenüber Kindern, Patienten, Kollegen sowie eine negative Einschätzung der persönlichen Kompetenz. Oft sind es gerade die anfangs noch engagierten und idealistisch eingestellten Ärzte bzw. Lehrer, die zwischen den Mühlsteinen – wie Arbeitsüberlastung (zu hohe Klassenstärken, zu lange Dienstzeiten, zunehmende Verwaltungs- und Dokumentationsarbeit), immer neuen Richtlinien, Strafandrohungen bei möglichen Fehlern – ohne ein ausreichendes Gruppenkohärenzgefühl in ihrem Team demoralisiert werden. »Erstrangiger Kausalfaktor für Burn-out bei Ärzten (und auch bei Lehrern, H. S.) scheint Arbeitsüberladung zu sein bei gleichzeitiger geringer Möglichkeit, selbst Einfluss auf das (…) Geschehen zu nehmen. Dazu passt die bemerkenswerte Beobachtung, dass das in den USA breit eingeführte Casemanagement (kassenreglementierte Vorgaben für die Krankenbehandlung) offenbar einen deutlichen Anstieg von Stress und Burn-out bei Ärzten nach sich zieht.«[5] Wenn hingegen Beziehungsaspekte gegenüber Patienten, Schülern und Kolleginnen wie Kollegen reflektiert und in ihrer Bedeutung ebenso für den Arbeitsprozess selbst wie für das Ergebnis gewürdigt werden können, dann sind auch die Chancen entschieden besser, trotz Arbeitsbelastung gesund zu bleiben.[6] Einen geeigneten Ort für diese Reflexion stellt die Balint-Gruppenarbeit dar[7] (siehe hierzu auch Kapitel 16).

Begegnungs- und Beziehungsaspekte sind für die Medizin wie für die Pädagogik wesentlich und ermöglichen auf beiden Feldern entscheidende und konstruktive Veränderungen. Hierfür ein kleines Beispiel aus dem Bereich der Pädagogik: In der sonst eher unruhigen ersten Grundschulklasse ist es mucksmäuschenstill. Die Lehrerin (Zweitautorin) spielt zusammen mit der Klasse:»Ich sehe was, was du nicht siehst!« Gemeint ist damit, dass die Kinder in der auf den Kunstunterricht folgenden Stunde alle ihre Bilder vorne an der Tafel aufgehängt haben und die Lehrerin nun in unsystematischer Folge jedes Bild in seinen Einzelheiten beschreibt. Die Kinder sind dabei aufgefordert, herauszufinden, welches Bild denn jeweils beschrieben wird. Das Thema war: Wir malen die Hexe aus dem Weihnachtsmärchen. Vierundzwanzig *verschiedene* Hexen sind dabei entstanden, die sich alle deutlich voneinander unterscheiden, so dass es den Kindern früher oder später gelingt, herauszufinden, welche Hexe jeweils beschrieben wird (siehe auch die Abbildungen Seite 21–28). Die Kinder sind von dem Spiel fasziniert und möchten es am nächsten Tag gleich noch mal spielen. Und wieder ist es in dieser Klasse mucksmäuschenstill.

Hintergrund dessen ist zunächst, dass jedes Kind mit seinem schöpferischen Produkt – gleich ob Bild, Bastelei, Lied oder Aufsatz – identifiziert ist. Die Bilder, die vorn in der Klasse von der Lehrerin beschrieben werden, *sind* die Kinder. Es werden also in dem Spiel »Ich sehe was, was du nicht siehst« nicht nur die Bilder, sondern auch die *Kinder* in ihrer Identität und Unterscheidbarkeit beschrieben, akzeptiert und wahrgenommen. Letzteres, das Wahrgenommenwerden, erfahren sie sowohl durch die Lehrerin als auch durch ihre Mitschülerinnen und Mitschüler. Voraussetzung für diesen Schritt ist die *Freiheit im Kunstunterricht, dass jedes schöpferische Produkt uneingeschränkt in der Intention gilt, in der es vom Schüler geschaffen wird.* Es gab also keine normierte Hexe, die gemalt werden musste. Die Vorgaben des Unterrichtes bestanden in den Materialien, dem Thema und in der Mindest- beziehungsweise Maximalzeit, über die die Kinder verfügen konnten beziehungsweise sollten.

Die Kinder schauen vom Anfang bis zum Ende des Spieles gebannt auf die Bilder. Diejenigen, deren Bild beziehungsweise Identität noch nicht beschrieben worden ist, sind natürlich interessiert zu wissen, ob sie jetzt »dran sind«. Die anderen, die es bereits im wortwörtlichen Sinne genossen haben, vor aller Augen und Ohren in ihrer Identität und Unterscheidbarkeit wahrgenommen zu werden, können nun zufrieden und entspannt die fortschreitende Identifizierung der Bilder verfolgen. Es gilt das einfache Motto: Wenn ich in meiner Identität wahrgenommen und anerkannt werde, dann kann ich auch entspannt die Identität meines Nachbarn wahrnehmen und gelten lassen. Und die erkennbar anders gestaltete Identität meines Nachbarn lässt meine eigene desto deutlicher hervortreten.

Wenn meine eigene Identität anerkannt wird, kann ich auch die Identität meines Gegenübers anerkennen – so auch die meiner Lehrerin und meines Lehrers. Und diese wechselseitige Anerkennung ist Grundlage einer sich selbstverstärkenden positiven Beziehung: Die Freude, die die Lehrerin im Unterricht mit den aufmerksam zugewandten Kindern empfindet, wird von den Kindern aufgenommen. Diese identifizieren sich über die Beziehungserfahrung mit den »freudvollen« Persönlichkeitsanteilen ihrer Lehrerin. *Deren Freude wird auch zur Freude der Kinder.* Und dadurch wird die kindliche Motivation im schöpferischen Gestalten beflügelt. In solch einem Unterricht entsteht eine stabile *intrinsische* Motivation. Eben diese ist Grundlage von Höchstleistungen *und* Wohlbefinden.[8] Beides wirkt dann wieder auf die Gestimmtheit und Wahrnehmungsbereitschaft der Lehrerin zurück, was wiederum auf die Schüler abfärbt – und so fort.

Solch ein Beziehungsgeschehen – wie es sich in dieser Unterrichtseinheit beispielhaft abbildete – soll auf seine existenzielle Bedeutung hin im nächsten Kapitel untersucht werden.

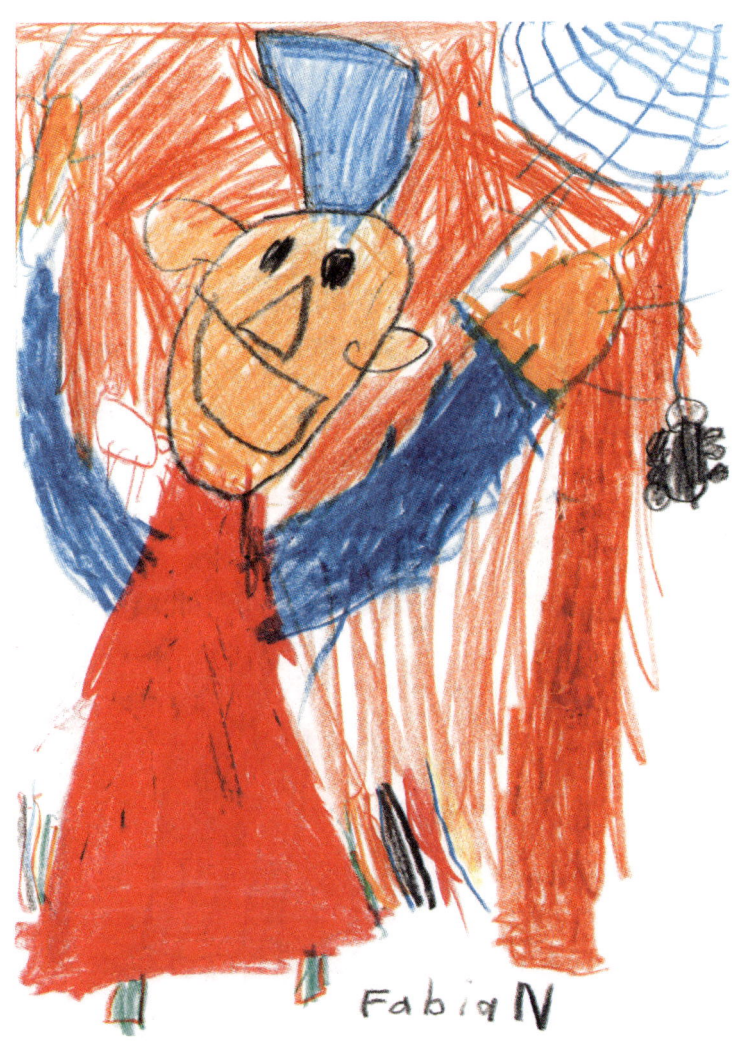

Fabia N

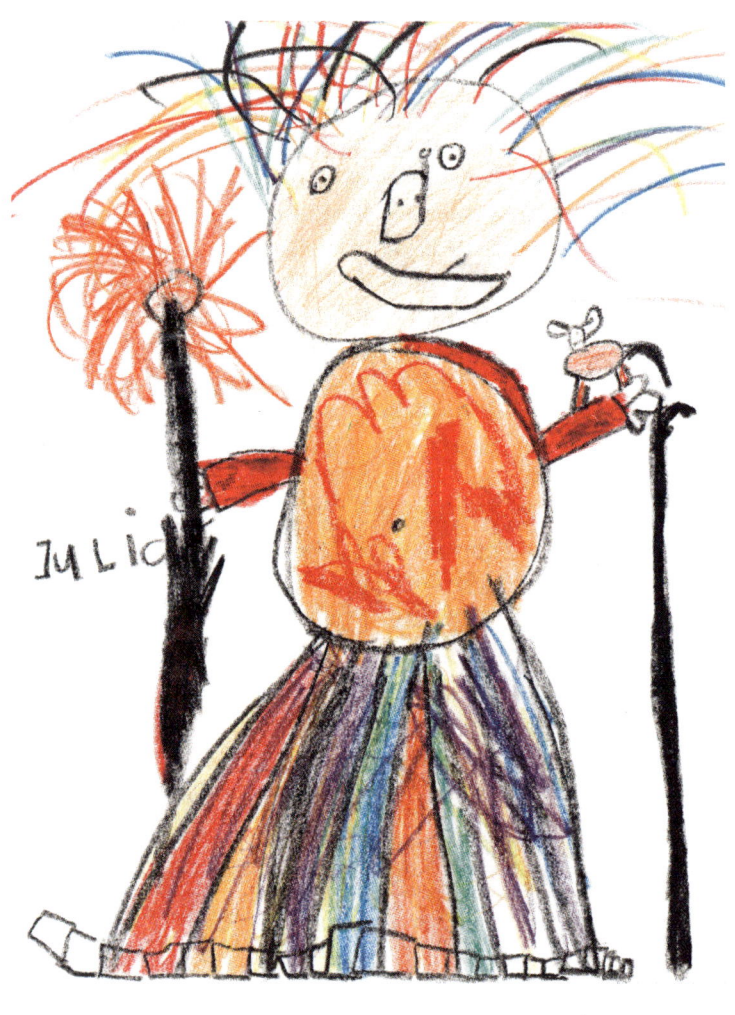

JuLic

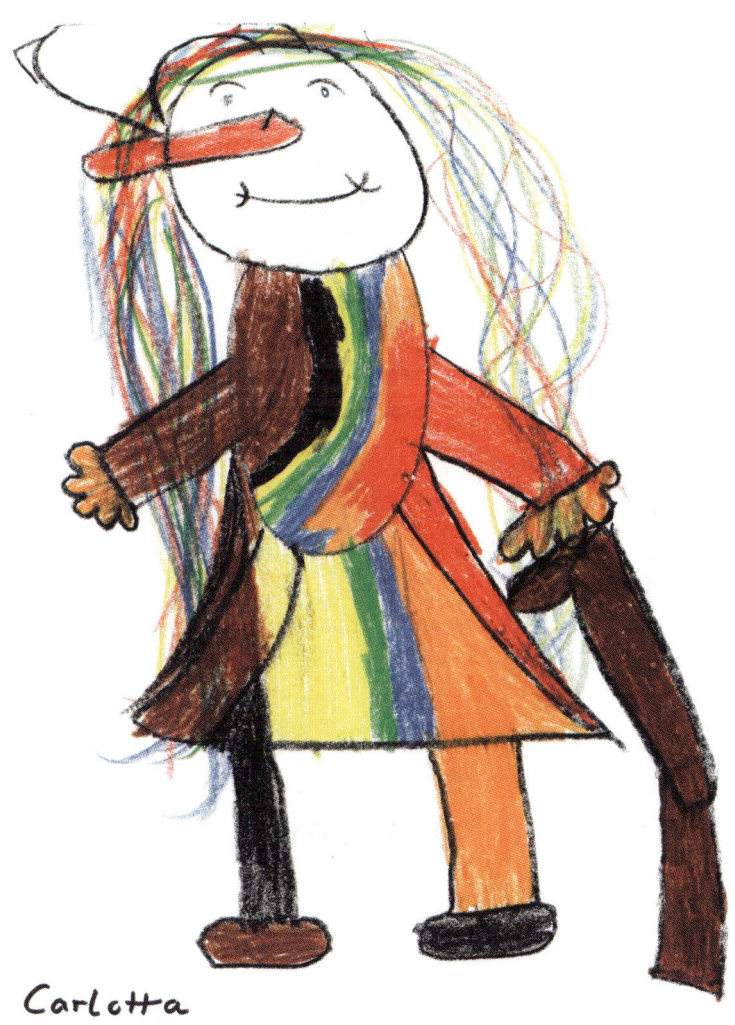

Carlotta

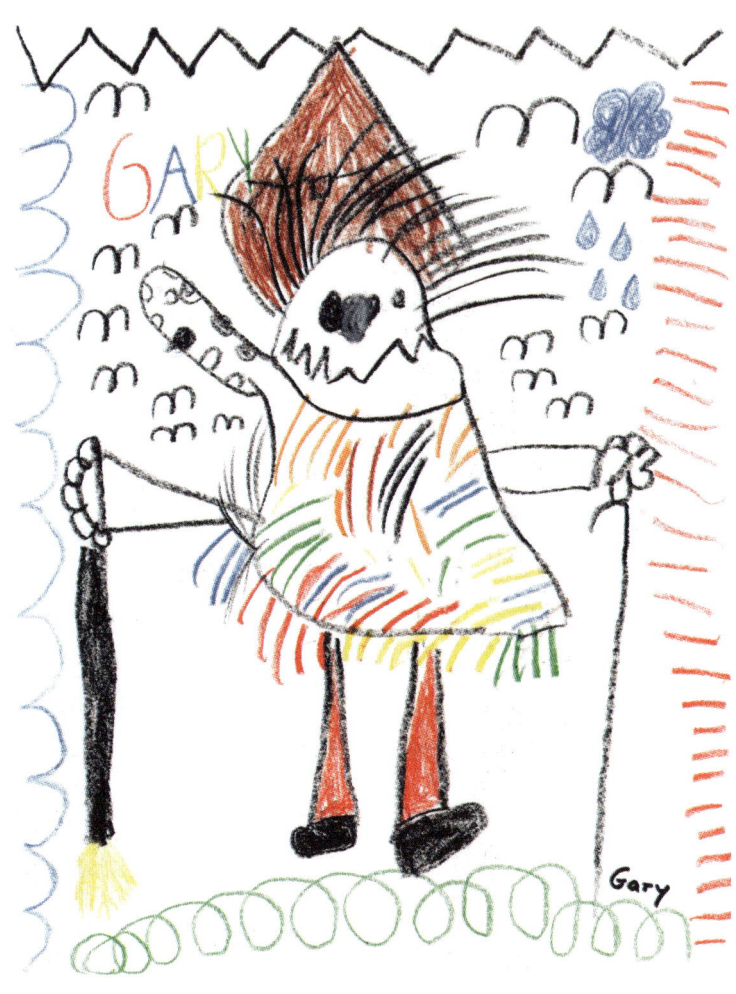

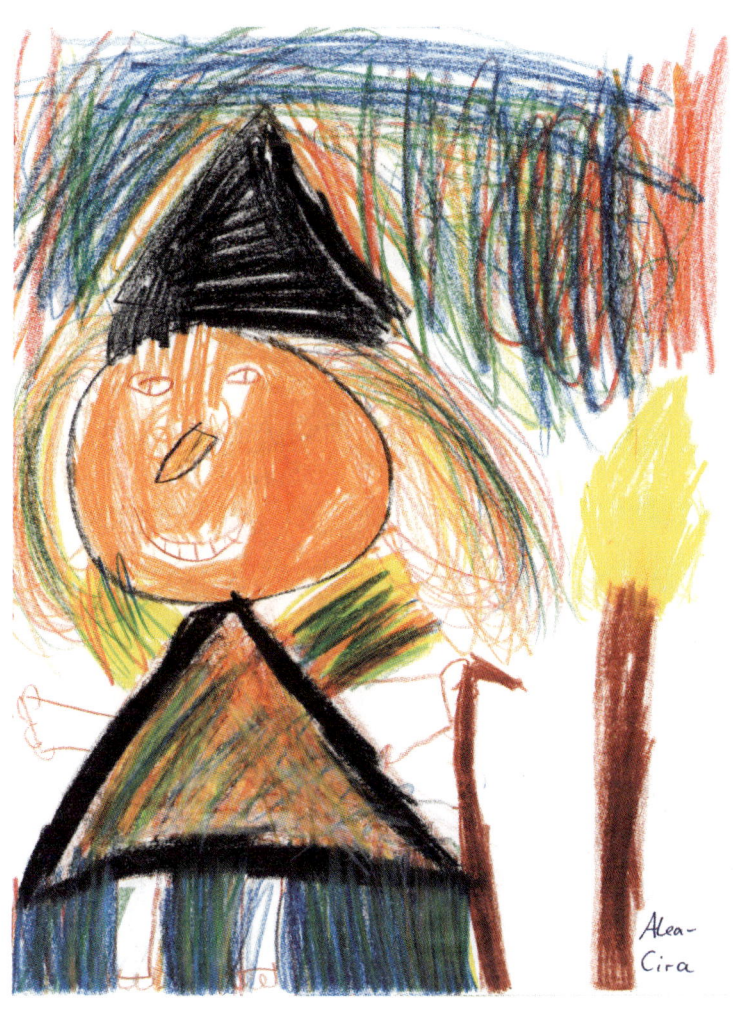

Alea-
Cira

25

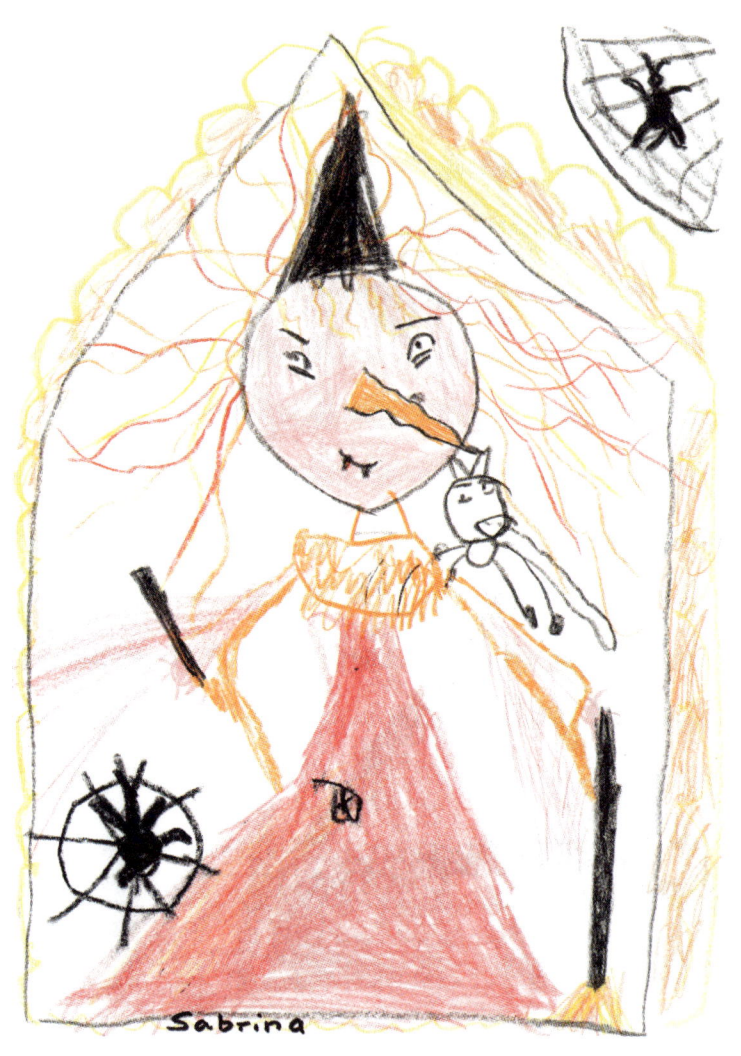

Sabrina

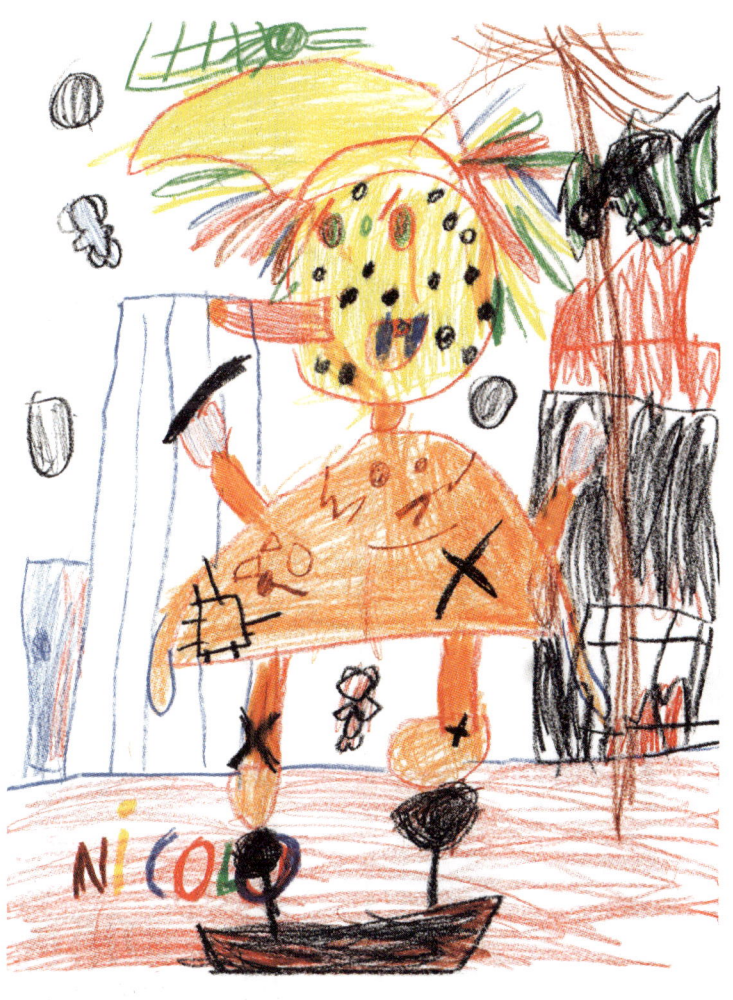

27

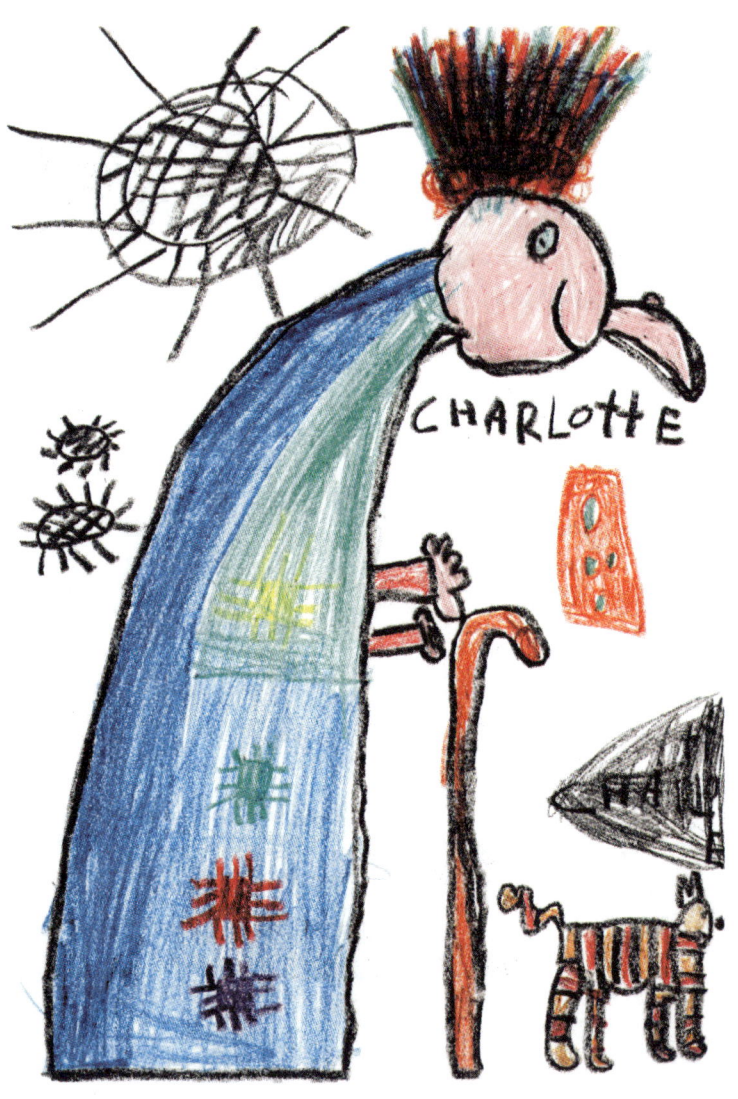

III
Lächeldialoge gegen Beschämung und weitere Folgen

»Wir wissen heute, dass Scham, verglichen mit Ärger, der bei weitem
toxischere Affekt ist.
Dies gilt besonders im Umfeld der gewalttätigen Destruktion (...)
Wir glauben, der Vorläufer der Erwachsenenschaminduktion sei in der
Verweigerung des Blickkontaktes mit dem Kleinkind zu finden.
Das Nicht-erkannt-Werden ist die Urform einer jeden Identitätsstörung
(...)«

Rainer Krause

Die moderne beobachtende Säuglingsforschung und Ge-
fühlspsychologie (Affektpsychologie) verweisen auf das bedeutsame frühe dialogische Lächeln. Hierauf freuen sich die
Eltern eines jeden Kindes, sofern sie das Lächeln nicht schon
vorher verlernt oder selbst nie erfahren haben. »Bis zum Alter von sechs Monaten gibt es unter normalen Umständen
bis zu dreißigtausend solcher Lächelbegegnungen (...). Es
sind dies keine Affektansteckungen, sondern Dialoge (...).
Mit jeder der dreißigtausend Lächelbegegnungen wächst ein
Stück Wissen, dass das entstehende Selbst die Quelle der
mütterlichen Freude ist. Das Kind weiß nun, dass es für die
anderen ein Geschenk ist.« Dieses Wissen schützt das Kind
vor Ekel, Beschämung, Verachtung und Hass – so drama-
tisch muss man es schon formulieren.

Das wahrnehmende Lächeln der Eltern schützt vor negativen Stresseinwirkungen, denen das Kind im Laufe seiner Entwicklung ausgesetzt ist. So bleibt das Kind unter Belastung – wie zum Beispiel der einer vorübergehenden Trennung – gelassener. Es reagiert weniger heftig angstvoll oder aggressiv, wenn es nur häufig genug diesen wahrnehmenden Lächeldialog erlebt hat.

Ohne ausreichenden Schutz durch das wahrnehmende Lächeln wird unter Belastung über einen dauerhaft erhöhten Blutspiegel des Stresshormons Cortisol ein speziell für das Kurzzeitgedächtnis entscheidender Teil des Großhirns, der *Hippocampus*, beschädigt.[1] Da der Hippocampus zugleich auch für die *Kontrolle* der Cortisolfreisetzung zuständig ist, kommt es durch dessen Beschädigung zu einer weiteren dauerhaften Erhöhung des Cortisolspiegels, die dann von der ursprünglichen Stresseinwirkung unabhängig ist. Auf diese Weise werden Hirnstrukturen über einen erhöhten Cortisolspiegel im Sinne eines verselbstständigten Teufelskreises weiter beschädigt, auch ohne dass hierfür eine neuerliche von außen kommende Stresseinwirkung erforderlich ist.

Belastungen – bei fehlendem Lächeldialog – haben aber noch weitere Folgen, und zwar insbesondere dann, wenn sie in besonders empfindliche Entwicklungszeitfenster fallen. So wird – über die Cortisoleinwirkung – nicht nur der Hippocampus, sondern über einen – gleichzeitig – erhöhten Dopamin-Noradrenalin-Spiegel auch die *praefrontale Hirnrinde* beschädigt. Dieser Bereich des vorderen Großhirns stellt eine Schaltzentrale für die Planung und Organisation von Handlungen dar, die wir benötigen, um Stresseinwirkungen zu meistern. Insbesondere werden unsere – gedanklich vorweggenommenen – Reaktionen auf ihre möglichen Folgen durchmustert. Eine Beschädigung dieser Großhirnrindenregion wird heute auch als eine der Ursachen für die Entwicklung eines Aufmerksamkeitsdefizit-Hyperaktivitätssyndroms angesehen.[2]

Das erste Lächeln eines Kindes erfolgt spontan im Traumschlaf (genau: traumähnlichen Schlaf). Die Häufigkeit dieses kindlichen Lächelgeschenks wird dann im wachen Dialog – wenn es wahrgenommen wird – durch das antwortende Lächeln der Eltern verstärkt, was wiederum deren Lächeln und Freude fördert. Hier findet sich die Grundform eines positiven selbstverstärkenden Zirkels, wie er bereits in der Unterrichtsskizze im vorausgegangenen Kapitel beschrieben worden ist.

Solche aus dem Lächeldialog hervorgehenden sich selbstverstärkenden Zirkel entstehen überall da, wo ein Kind im Spiel schöpferisch etwas hervorbringt – und oft auch als Geschenk präsentieren möchte – oder, gleichfalls spielerisch, neue Fertigkeiten und Kompetenzen (»skills«) zeigt. Aus dieser kindlichen Vorerfahrung heraus werden später jede Erzieherin, Grundschullehrerin, jeder Lehrer und Lehrmeister – denen die Kinder etwas zeigen wollen oder sollen – zu Elterngestalten. Gleich, ob sie es wissen und wollen oder nicht.

Je früher oder je häufiger solche Begegnungen sich ereignen, desto bedeutsamer sind sie für die Beziehung und die an der Beziehung Beteiligten. Grundsätzlich gilt aber, dass wir aus *jeder* Begegnung, in der wir unser Selbst darstellen können und wahrgenommen wissen – bzw. wir selber die Eigendarstellung eines Du wahrnehmen –, nicht unverändert hervorgehen. Dies gilt auch später noch, wenn wir zum Beispiel Menschen begegnen, die wir auf Grund ihres Wissens und ihrer Kompetenz als Autorität erleben, und uns von diesen wahrgenommen fühlen. Umgekehrt gilt: Je mehr wir selbst als Autorität in einem Autoritätsgefälle erscheinen, desto mehr müssen wir darauf achten, dass wir unser Gegenüber nicht entwerten. Ein Satz wie:»Mädchen verstehen das sowieso nicht«, kann bestenfalls ein »Dem werd ich's aber zeigen!« zur Folge haben. Gewöhnlich demotiviert ein solcher Satz aber nur. Und demotivierte Schülerinnen und Schüler sind auf Dauer des Lehrers Krankheit.

Unsere zunehmend von Konkurrenzideologie beherrschte soziokulturelle Gegenwart bringt leider immer mehr Entwertung. »Überall wird der Eindruck vermittelt, als ginge es ums Überleben: ›Ihr müsst die Besten, Stärksten, die Gewinner sein; seid ihr es nicht, werden andere es sein‹, lautet die Botschaft. Flankiert wird das durch die von allen Medien kaum noch kaschiert lancierte Botschaft, dass die einzig lohnende Lebensform darin besteht, schön, jung und, koste es, was wolle, durchsetzungsfähig zu sein.«[3] Standardsätze wie: »Was, das kannst du nicht?!«, entwerten eher, als dass sie stimulieren. Entwertung frisst aber schöpferische Freude, intrinsische Motivation und das *Sinnempfinden* an der eigenen Existenz.

Zugleich werden Unternehmungslust, die Freude, etwas auszuprobieren und bei Problemen nach Lösungen zu suchen, immer mehr abgewürgt. Das *Vertrauen in die eigene Kompetenz* schwindet. Aber: Sinnempfinden bezüglich meines Selbst- und Weltverständnisses sowie Vertrauen in meine eigene Kompetenz sind die Grundelemente des *Kohärenzgefühles*.

Kohärenz kommt aus dem Lateinischen und bedeutet so viel wie Zusammenhang, Zusammenhalt oder auch inneren und äußeren Halt haben. Das Kohärenzgefühl und die damit einhergehende gedankliche Aktivität (Kohärenzsinn) sind entscheidend für die Gesundheit eines Menschen. Die Beschreibung des Kohärenzgefühles/des Kohärenzsinnes sowie des dazugehörigen theoretischen Modells (*Salutogenesemodell*) stammt von Aaron Antonovsky (1923–1994).[4] Das Kohärenzgefühl meint eine Grundstimmung oder Grundsicherheit, innerlich zusammengehalten zu werden, nicht zu zerbrechen und gleichzeitig auch Unterstützung und Halt zu finden. Der Kohärenzsinn beschreibt eine mit diesem Gefühl einhergehende und an gedankliche Aktivitäten geknüpfte Weltsicht: Meine Welt ist verständlich, stimmig, geordnet; auch Probleme und Belastungen, die ich erlebe, kann ich in einem größeren Zusammenhang begreifen (Verstehbarkeit). Das Leben stellt mir Aufgaben, die ich lösen kann. Ich verfüge auch über innere und äußere Ressourcen, die ich, um mein Leben zu meistern, einsetzen kann (Handhabbarkeit). Für meine Lebensführung ist Anstrengung sinnvoll. Es gibt Ziele und Projekte, für die es sich zu engagieren lohnt (Sinndimension).

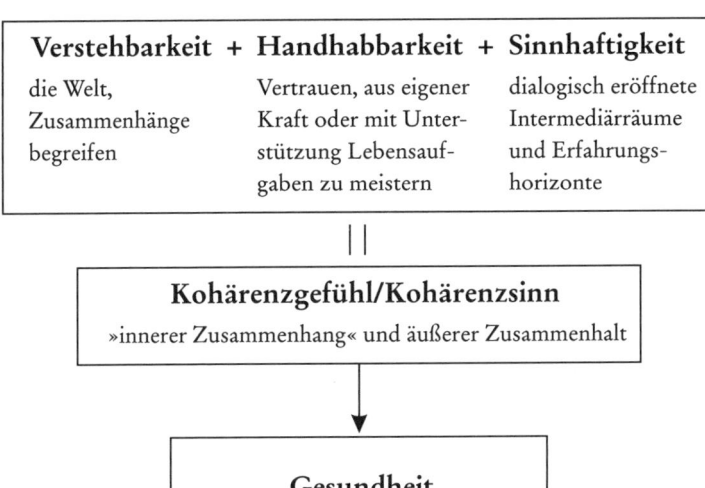

Verstehbarkeit + **Handhabbarkeit** + **Sinnhaftigkeit**

| die Welt, Zusammenhänge begreifen | Vertrauen, aus eigener Kraft oder mit Unterstützung Lebensaufgaben zu meistern | dialogisch eröffnete Intermediärräume und Erfahrungshorizonte |

| |

Kohärenzgefühl/Kohärenzsinn
»innerer Zusammenhang« und äußerer Zusammenhalt

Gesundheit

Das Kohärenzgefühl ist entscheidend für unsere körperliche und seelische Gesundheit – gerade auch unter Belastung. Von daher hat ein ausgeprägtes Kohärenzgefühl sehr viel mit den frühen Lächeldialogen und den daraus abgeleiteten späteren sich selbstverstärkenden Zirkeln zu tun. Im Unterschied zur Einzelkämpferideologie in der gegenwärtigen Konkurrenzgesellschaft betont Antonovsky, dass es für das Kohärenzgefühl genauso wichtig sei, auch *äußere* Anbindungen zu haben: in der Familie, im Freundeskreis, in der Nachbarschaft, in der Gemeinde, in der Gruppe mit Gleichaltrigen – also auch in der Schule. Das Kohärenzgefühl entscheidet darüber, ob wir äußere Belastungen, wie z. b. die schulischen Anforderungen, als bedrohlichen Stress, als nervend, ermüdend, überflüssig und ärgerlich oder als Herausforderung ansehen, die wir durchstehen oder meistern können.

In seinem *Salutogenesemodell* unterscheidet Aaron Antonovsky sehr scharf zwischen Gesundheit und Nichtkrankheit.[5] Er denkt die Entstehung von Gesundheit aus einem anderen Kategorienmodell heraus als die Entstehung von Krankheit. Das Problem sei, dass insbesondere ärztlicherseits Gesundheit weitgehend nur als Abwesenheit von Krankheit gesehen werde, aber nicht als Erscheinungsform *eigenständiger* gesundheitserzeugender (salutogenetischer) Kräfte.

Ein Stolperstein dabei: Gesundheit lässt sich – im Unterschied zur Krankheit – leitlinienmäßig nicht beschreiben, sondern muss erst als Entwurf in ihrem soziokulturellen Zusammenhang entdeckt werden.

Hierfür ein kleines Beispiel: Der *barocke* Leib als Festung gegen Schwindsucht und Hungersnot, der *heutige* schlanke Leib als Ideal, durchtrainiert und triebkontrolliert – beide Formen aber immer wieder auch sehr nahe an der Krankheit, hier der Herzinfarkt, da die Ess-Störung.

IV
Nichts zu lachen

»Tatsache bleibt, dass bei der Unmöglichkeit, ein empathisches Mitgehen durch andere zu erfahren, der Mensch hungrig bleibt. (…) Um (…) den Lebenshunger der Jugend zumindest bis zu einem gewissen Grade stillen zu können, wird es auch notwendig sein, unser Schulsystem zu ändern.«

Raymond Battegay (1982)

Katjas Mutter, Marion, hatte gerade die Stelle bekommen, von der sie schon immer geträumt hatte, als sich ihre Befürchtung, schwanger zu sein, bestätigte. Die Schwangerschaft abzubrechen erwog sie nur kurz, dann entschied sie sich aber – nicht zuletzt auf Grund ihres Glaubens –, das Kind auszutragen. Auch ihr Lebenspartner Jürgen, selbst zu dieser Zeit arbeitslos, hatte sie ermutigt: »Das schaffen wir schon (…)« Sechs Monate nach Katjas Geburt trennt er sich aber von Marion. Diese gerät nun unter erhebliche Spannungen. Wirtschaftliche Unterstützung hat sie von Katjas Vater nicht zu erwarten. Allein schon aus diesem Grunde möchte sie ihre berufliche Karriere nicht gefährden. Unterstützt wird Marion jedoch durch ihre Eltern, die trotz eigener Krankheit und Gebrechlichkeit Katja tagsüber betreuen. Katja ist ein »pflegeleichtes« Kind: Sie schläft viel, ist ruhig, macht keine Schwierigkeiten beim Füttern. Wenn Marion abends nach Hause kommt, ist sie erst einmal froh, dass ihre Tochter sie so wenig fordert. An ihrem Arbeitsplatz stößt

Marion auf erheblich mehr Schwierigkeiten, als sie selbst erwartet hätte. Kolleginnen und Kollegen gönnen ihr nicht ihren Aufstieg zur Leiterin der Abteilung für Design und Entwicklung. Unterstützt fühlt sie sich von ihrem unmittelbaren Vorgesetzten, der sie später allerdings nur sexuell ausnutzt. Bevor Marion sich entschließt zu kündigen, wird ihr Chef jedoch in eine andere Stadt versetzt. Von Männern ist Marion vorerst »bedient«.

Froh ist Marion über Katja, die sich weiterhin offensichtlich problemlos entwickelt. Nur dass sie etwas pummelig ist und deswegen von ihren Schulkameradinnen und -kameraden gelegentlich gefoppt wird, bereitet ihr etwas Kummer. Ansonsten weiß sie von ihrer Tochter – mit der sie abends meist schweigend und Chips konsumierend vor dem Fernseher sitzt – nur wenig. Auch für die Elternsprechtage hat sie oftmals kaum Zeit oder Kraft. In Katjas Vorpubertät versucht sie mit dieser zusammen einige Diäten – allerdings nur mit mäßigem Erfolg. Mit fünfzehn Jahren wird Katja sichtbar schlanker, findet dafür auch in der Schule Anerkennung. Dass Katja seit einem halben Jahr an einer Bulimie leidet, die sich insbesondere unter den Leistungsanforderungen in der Schule verstärkt, weiß Marion nicht. Ebenso erfährt sie zunächst nicht, dass Katjas Schulnoten immer schlechter werden.

Katja hatte nicht das Glück, in eine Situation hineingeboren zu werden, in der sie uneingeschränkt willkommen war und in der sie so wahrgenommen wurde, wie sie es gebraucht hätte. Sie musste sich mit deutlich weniger begnügen, den Kummer über das, was fehlte, gewissermaßen in sich hineinfressen. Auch die Lächeldialoge dürften eher spärlich ausgefallen sein. Katja spürte wohl schon recht früh, dass sie mit ihren Bedürfnissen sowohl die Großeltern als auch ihre Mutter überforderte, für deren Zuwendungsmöglichkeiten »zu gefräßig« war. So erlebte sie das Paradox, anerkennend wahrgenommen zu werden, wenn sie sich in ihrer Eigendarstellung zurücknahm. Die Bilder, die sie malte, hat sie wahrscheinlich nicht mit freudiger Aufgeregtheit ihren Großeltern und ihrer Mutter präsentiert: »Da schaut mal!« Und sie hat ihnen ebenso wenig stolz gezeigt, als sie an der Turnstange im Garten der Großeltern zum ersten Mal einen Aufschwung fertig brachte und später auf Inlineskates so elegant und sicher fahren konnte. Welterfahrung war kein Abenteuer, das sie in ihrer Familie oder im Freundeskreis mitteilen konnte. Erst als sie ihr Gewicht reduzierte, erfuhr sie – für ihre Verhältnisse reichlich – die interessierte Wahrnehmung, die sie schon früher gebraucht hätte. Der Preis hierfür war die Bulimie. Süßigkeiten beschaffen und erbrechen wurden immer wichtiger und beschäftigten Katja zunehmend mehr als alle anderen Themen.

Als nichts mehr zu verheimlichen war, entschloss sich Katja zu einer stationären Therapie. Schon bei dem Erstgespräch wird deutlich, wie brüchig ihr Selbstwertgefühl, wie groß der Ekel vor sich selbst, wie tief Scham und Selbstverachtung eingefressen sind. Ihr Leben empfindet sie als sinnlos. Selbstvertrauen, etwas an ihrer Situation verändern zu können, hat sie nicht. Und warum alles so gekommen ist, versteht sie nicht.

Die Therapie ist darauf angelegt, dass sie mit ihrem Einzeltherapeuten und ihrer Bezugsschwester Dialogpartner hat, von denen sie sich angenommen und wahrgenommen weiß:

- Ich darf zeigen, was mich bewegt, ich muss nicht alles in mich hineinfressen.

- Ich darf mir ohne schlechtes Gewissen Widerworte leisten.
- Ich kann mich – zum Beispiel in der Tanztherapie – in meinem Leib wohl fühlen, mich gehen und sehen lassen.
- Ich kann – in der Musiktherapie – meinen Gefühlen Ausdruck verleihen und werde dabei wahrgenommen.
- Ich habe Freude, mit anderen zusammen einen Gemüsegarten anzulegen, Kälber zu füttern, Trecker zu fahren und auf dem alten Gaul zu reiten – die Rede ist hier von der projektähnlichen Arbeitstherapie auf dem Bauernhof.

Katja lernt sich selbst und ihre Kompetenzen (»skills«) neu zu erfahren. Gestaltbare reale Welt wie auf dem Bauernhof wird zu einem gemeinsamen und mitteilbaren Abenteuer. Zugleich bekommt sie Mut, auch in ihrer eigenen *Innenwelt* zu abenteuern. Katja geht auf Entdeckungsreisen, kann ihre Lebensgeschichte reflektieren und Verstehenszusammenhänge herstellen. Sie entdeckt, was für sie sinnvoll sein kann oder auch nicht.

Ihre Lernperspektive ist nicht mehr die, stillzuhalten und sich zurückzunehmen, Anforderungen, Aufgaben einschließlich Lernstoff zugleich mit den eigenen Bedürfnissen und Gefühlen runterzuschlucken. Vielmehr hat Katja jetzt Interesse für sich selbst und damit zugleich auch für ihre Welterfahrung gewonnen. Ihre Lernerfahrung ist nun eher intrinsisch motiviert. Und so verwundert es auch nicht, dass nach der Therapie die Schulnoten von Katja wieder deutlich besser werden.

Verbessert hat sich auch ihr Kohärenzgefühl. Ihre eigene Existenz, ihr Fühlen und Denken erscheinen ihr sinnvoller und bedeutsamer als zuvor. Sie tauscht gewissermaßen diesen veränderten Welt- und Selbstbezug gegen das Selbstwertdiktat »schlanke Figur«. Zugleich kann sie die Spannungen besser aushalten, die sich aus ihrem auch weiter noch bestehenden Harmonie- und Bescheidenheitsideal ergeben, das im Widerspruch zu ihrem Bedürfnis, in ihrer Existenz anerkannt und wahrgenommen zu werden, steht. Sie muss diese Spannungen aber nicht mehr mit Hilfe von Süßigkeiten herunterfressen, kann sie vielmehr im Dialog mit ihrer Mutter und den Mitschülern zur Sprache bringen. Katja entwickelt die Fähigkeit zum Dialog, über den sie sich dann in einer angemessen Form darstellen kann und ebenso wahrgenommen fühlt. Auf diese Weise verändern sich auch in einem positiven Sinne die Beziehungen zu ihrer Mutter, ihren Mitschülern und sogar zu ihren Lehrern. Entscheidend ist bei dieser Dialogfähigkeit auch, dass sie nicht nur reden, sondern ebenso zuhören kann. Ihre Klassengemeinschaft stellt für sie zwar noch kein ideales »tragfähiges Netz« dar, aber Katja ist jetzt mit ihren Klassenkameradinnen und Klassenkameraden mehr im Gespräch als zuvor. Über ihre neu gewonnene Dialogfähigkeit ist sie nicht mehr Außenseiterin. Ihr – zumindest relatives – Eingebundensein stellt ebenfalls eine salutogenetische Ressource dar. Katja profitiert von dem Gruppenkohärenzgefühl ihrer Klassengemeinschaft.

Mit anderen Worten: Außenseiter werden schneller krank und können ihre Lernfähigkeit nicht so gut entfalten, wie es ihnen alternativ bei einer ausreichenden Integration möglich wäre. Und wenn durch den gegenwartstypischen Konkurrenzdruck sowie die damit verknüpfte wechselseitige Entwertung quasi alle zum Außenseiter werden, dann beeinflussen dieses schlechte soziale Klima und das nur schwach ausgeprägte Gruppenkohärenzgefühl die Gesundheit und das Lernschicksal einer ganzen Klasse.

Fazit:
Vorrangiges Lernziel wäre dann *Fairplay* (siehe Kapitel 8, S. 62ff.). »Fairplay« meint, den Mitspieler sich nach seinen jeweiligen Möglichkeiten *entfalten lassen* – auf der Ebene von Darstellung und akzeptierender Wahrnehmung. Und nicht, wie im *Match*, den anderen »*auszuschalten*« – so die Berichterstattung von Sportreportern, deren Formulierungen oftmals an Kriegsberichterstattungen erinnern.

Grundlage für das Fairplay ist die Kompetenz für ein dialogisches Miteinander im Spiel.

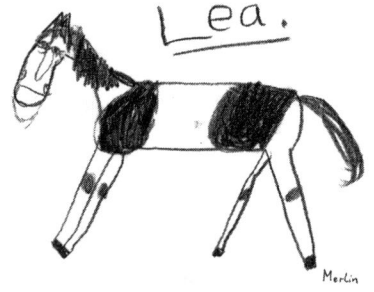

V
Frühes Lernen

»Befunde weisen darauf hin, dass bereits intrauterin (d. h. vorgeburtlich,
E. S.) Prägungen der akustischen Informationsverarbeitung stattfinden
(…) Die Fähigkeit der Säuglinge, Emotionen wahrzunehmen und
auszudrücken, ihre enorme Gedächtniskapazität und ihre Fähigkeit,
Zeitsequenzen und Kontingenzen zu repräsentieren, sind gut belegt. Diese
Fähigkeiten ermöglichen prozedurales Lernen, das die Basis für die
Interaktionsfähigkeiten, die sich entwickelnden Bindungsstile und damit
einen Großteil der Intelligenzfaktoren abgibt.«

Corinna Reck (2002)

Der Dialog zwischen Mutter und Kind beginnt schon vorgeburtlich. Spätestens wenn das Kind im Mutterleib stram-
pelt und die Mutter ihre Hände auf den Bauch legt, mit dem
Kind spricht, entsteht eine dialogische, die bloßen körperlichen Wechselwirkungen übersteigende seelische Beziehung. Hierüber findet auch ein frühes Lernen statt, das es
dem Kind ermöglicht, gleich nach der Geburt die Stimme
der Mutter von anderen Stimmen zu unterscheiden. Ein solches Lernen wird als *prozedurales Lernen* bezeichnet. Prozedurales Lernen bedarf nicht der Sprache mit ihren Denksymbolen wie Bildern und Begriffen. Vielmehr beruht es auf
Sinneseindrücken, einschließlich des Bewegungssinnes, und
Gefühlen. Diese werden zu *regelhaften* Erfahrungen geordnet, die das Kind schon früh befähigen, zu unterscheiden
und *Wesenhaftes* wiederzuerkennen. Wir sprechen vom *im-*

plizit-prozeduralen Gedächtnis. Mit dessen Hilfe kann bereits der Säugling differenzierte Beziehungen gestalten und unterhalten. Martin Dornes (1993) spricht daher vom *kompetenten Säugling*. Zu dieser Kompetenz gehört auch die früh entfaltete kindliche Fähigkeit, regelhafte Wirkzusammenhänge zwischen dem eigenen Verhalten und dessen Folgen zu entdecken. Bereits diese frühen Entdeckungsreisen sind durchaus lustvoll getönt.

Auf der weitgehend unbewusst bleibenden prozeduralen Lernerfahrung baut, mit fünfzehn bis achtzehn Monaten beginnend, das *deklarative Lernen* auf. Dieses *deklarative Lernen* ist nun aber an bewusste Sprache beziehungsweise Denksymbole wie Begriffe und Bilder gebunden. Gleichzeitig geht jedoch auch das prozedurale Lernen weiter und beeinflusst erheblich die Entfaltung des deklarativen Lernens. Hierfür ein Beispiel: Dreieinhalbjährige Kinder sollten mit geschlossenen Augen Alltagsgegenstände, die in ihre Hand passen, durch Befühlen und Betasten erkennen. Diejenigen, die das gut konnten, hatten einen größeren aktiven Wortschatz als diejenigen Kinder, die das nicht so gut konnten.[1]

Mit anderen Worten: Um etwas auf den Begriff bringen, begreifen zu können, muss ich meine Welt zuvor begriffen, berührt, gehalten, geschmeckt, gelutscht und wie auch immer sinnlich erfahren haben. Je mehr sinnliche Erfahrung, desto besser. Diese sinnlichen Erfahrungen macht das Kind »um-fassend« im Spiel. Nicht vor dem Fernseher oder dem Computer. Zugleich ist natürlich entscheidend, dass das Kind seine Spielerfahrungen dialogisch mitteilen, später also auch zur Sprache bringen kann.

Zwischenmenschliche Beziehung ist von Anfang an dialogisch-spielerisch angelegt. Bereits »Neugeborene folgen einem sich bewegenden Objekt in ihrem Gesichtsfeld mit den Augen. Maximale Sehschärfe besteht auf eine Distanz von 20 cm. Diese Entfernung wird von Eltern intuitiv eingenommen, wenn sie Blickkontakt mit ihrem Neugeborenen aufnehmen wollen«[2]. Für den Außenstehenden wird diese spielerisch-dialogische Begegnung noch deutlicher, wenn das Kind im Alter von zwei Monaten im Kontakt zu lächeln beginnt, die kindlichen Laute nuancenreicher werden, Wohlbehagen und Freude sowie Ärger und Spannung unterscheidbarer werden lassen, die Bewegungen immer zielgerichteter werden. Die Mutter (oder der Vater) nimmt die Gesten und Laute des Kindes auf, wiederholt diese variierend. Kind und Bezugsperson stellen sich dabei in ihrer Motorik und Lautbildung so aufeinander ein wie zwei, die gemeinsam freudig tanzen[3] oder im Duett singen. Die Eltern geben auch Laute des Entzückens von sich, wenn das Kind etwas entdeckt und sein Interesse daran bekundet. Das Kind nimmt die Klapper, fuchtelt mit den Ärmchen, steckt die Klapper in den Mund, wirft sie weg, weist in die Richtung des entschwundenen Gegenstandes, möchte diesen wiederhaben. Die Mutter überreicht ihn mit einem lächelnden »Bitteschön (…)« und bringt damit auch schon in dieser frühen Phase den Handlungsdialog zur Sprache.

In diesem dialogisch-spielerischen Geschehen entfaltet sich vom ersten Augenblick an ein *leibhaftiges Selbstempfinden* (»affektu-sensomotorische Basisidentität«). Möglicherweise vollzieht sich dies aber auch schon vorgeburtlich. Wesentlich ist an diesem sich zunehmend verfestigenden Selbstempfinden nach dem zweiten Lebensmonat die »Selbstkohärenz. Es entsteht das Gefühl, eine zusammenhängende physische Einheit zu sein, die der Ort und Sitz von Handlungen und Empfinden ist«[4]. Dieses Geschehen gehört mit zu dem prozeduralen Lernen.

Zeitgleich mit dem deklarativen Lernen, also mit den Anfängen der Wort-Sprachentwicklung, beginnt dann mit fünfzehn bis achtzehn Monaten das *verbale Selbstempfinden* als nie abgeschlossene, sozusagen unendliche Geschichte. Das verbale Selbstempfinden bezeichnet die Fähigkeit, Erlebnisse und Gefühle mitzuteilen. Später werden diese Erlebnisse und Gefühle mit Motiven und Erklärungen verknüpft und als zusammenhängende Geschichte erzählt. Es erwächst auf diese Weise im dritten bis vierten Lebensjahr aus dem verbalen Selbstempfinden eine *narrative Identität* als »Sammelband« aller Geschichten, die ich erzählen kann – einschließlich meiner Lebensgeschichte. Verbales – bzw. später narratives – Selbstempfinden und leibhaftiges Selbstempfinden (»affektu-sensomotorische Basisidentität«) verschmelzen wie das prozedurale und deklarative Lernen miteinander. Das eine kommt ohne das andere nicht aus.

Hierfür ein kleines Beispiel. Dieses ist als »Premiereerlebnis« den beiden Autoren gut erinnerlich und schon an anderer Stelle aufgeführt worden.[5]

Mit dem Umzug in die neue Wohnung steht der Familie auch ein großer Garten zur Verfügung, durch den bald ein junges Entenpärchen – auf dem Wochenmarkt erstanden – zur Freude aller schnattert. Jan hat mit seinen 21 Monaten einen besonderen Spaß an den Enten. Er beobachtet und füttert sie; gelegentlich scheucht er sie durch den Garten. Die Enten sind aber schneller als der Jan. Schnatternd und mit den Flügeln schlagend flüchten sie in ihre Behausung – eine Kiste mit Schlupfloch. Eines Tages kriecht der Jan in einen seitlich umgekippten Umzugskarton, kommt dann schnatternd und die Ärmchen wie Flügel schlagend aus diesem wieder hervor und plappert fröhlich: »Du – Ente (...)« Die

Eltern sind entzückt und schauen sich zugleich etwas verdutzt an, bis sie bemerken, dass das »du« für Jan oder Ich steht, da Jan stets nur mit »du« oder »Jan« angeredet worden ist und er seine Identität verbal ebenso erfasst.

Während sich im frühkindlichen Spiel zunächst schwerpunktmäßig im prozeduralen Lernen das leibhaftige Selbstempfinden herausbildet, entfaltet sich im Sprachdialog das symbolisch – also über Begriffe und Bilder – vermittelte verbale Selbstempfinden.

»Ich bin jetzt so schnell und unangreifbar wie eine Ente« wurde von Jan zu Beginn der kleinen Episode spielerisch-handelnd dargestellt und damit zugleich in seiner affektu-sensomotorischen Bedeutung für die Identität vergegenwärtigt. In der sprachlich-symbolischen Mitteilung zeigt sich das verbale Selbstempfinden, wie dies aus den vorausgegangenen dialogischen Ansprachen heraus entstanden ist:

»du – Ente« noch, anstatt »ich – Ente«.

Die Wahrnehmung dieser Darstellung, die Anerkennung und das Entzücken der Eltern festigten diesen Identitätsaspekt einer gewandten und unangreifbaren Ente. Natürlich bekam die »Ente« auch Futter in Form von Keksstückchen vor ihren »Stall« gestreut. In dieser Situation entfaltete sich sowohl spielerisch-handelnd als auch dialogisch-sprachlich ein komplexer Lernprozess, der wiederum die *Freude* (als »intrinsische Motivation«) *an wechselseitiger Wahrnehmung und Darstellung* deutlich werden lässt (siehe auch Kapitel 18). Aus diesem Lernprozess ging Jan mit dem gefestigten Selbstempfinden hervor, so schnell und gewitzt wie eine Ente zu sein. Und bald konnte er auch »ich« und »du« grammatikalisch richtig verwenden. Die elterliche Identität hingegen war um die Freude über den Entwicklungsschritt ihres Kindes mit dieser schöpferischen Transferleistung erweitert.

Fazit:

- Sinnlich-körperliche Erfahrung und Erzählfähigkeit sind entscheidend für eine sichere Identität, die zugleich für die seelische und die körperliche Gesundheit grundlegend ist.
- In jeder Lernsituation sind wir mit unserer gesamten seelisch-körperlichen Identität betroffen. Schulunterricht ist ein sozialer und psychosomatischer Prozess.[6]
- Begreifen (als deklaratives Lernen) und sinnliche Erfahrung (als prozedurales Lernen) gehören zusammen. Wie ein Brötchen gebacken wird, lerne ich besser, wenn ich es selber mache, als wenn ich nur entsprechende Sätze auf Arbeitsblättern ankreuzen würde. Solche Grunderfahrungen des Begreifens erleichtern sehr wahrscheinlich auch später das Begreifen abstrakter Texte. Für die Unterrichtspraxis in der Grundschule ist dies selbstverständlich. Weniger selbstverständlich ist, dass auch intensive Sinneserfahrung im Alltag erweiterte Formen des Begreifens ermöglicht. In der Therapie müssen solche Situationen wie in der Arbeitstherapie auf dem Bauernhof oder der Tanztherapie »nachgestellt« werden. Von daher sind zum Beispiel der *Waldkindergarten* und der – tatsächlich als solcher angelegte – *Abenteuerspielplatz* nicht nur hervorragend als Prävention gegen eine spätere Störungsanfälligkeit wie bei Katja geeignet, sondern ebenso, um deklaratives Lernen zu fördern.[7] Dies steht aber im Gegensatz zu aktuellen Bestrebungen, eine solche Praxis als »Trallala- und Hopsasa«-Kindergarten zu diffamieren.[8]
- Spiel und Dialog sind die frühen Erfahrungsräume des prozeduralen und deklarativen Lernens.

- Sinnlich-körperliche Erfahrung im Spiel begünstigt die Erzählfähigkeit, wenn diese Erfahrung im Dialog »zur Sprache gebracht« werden kann. Dies setzt aufmerksame Zuhörer voraus, die das, was das Kind erzählt, auch wahrnehmen und dabei nicht durch irgendein »Medium« mit bewegten Bildern abgelenkt werden.
- Der gelingende frühkindliche Dialog als frühe kommunikative Kompetenzentfaltung des Kindes hilft bei späteren (schulischen) Schwierigkeiten, nicht vorzeitig zu resignieren, verhindert »erlernte Hilflosigkeit«.[9]
- Jedes Kind hat ein eigenes Interesse (intrinsische Motivation) an Spiel und Dialog, demzufolge auch für das prozedurale und deklarative Lernen.
- Wer gut spielt und diese Spielerfahrungen zur Sprache bringen kann, der lernt auch intrinsisch motiviert gut.

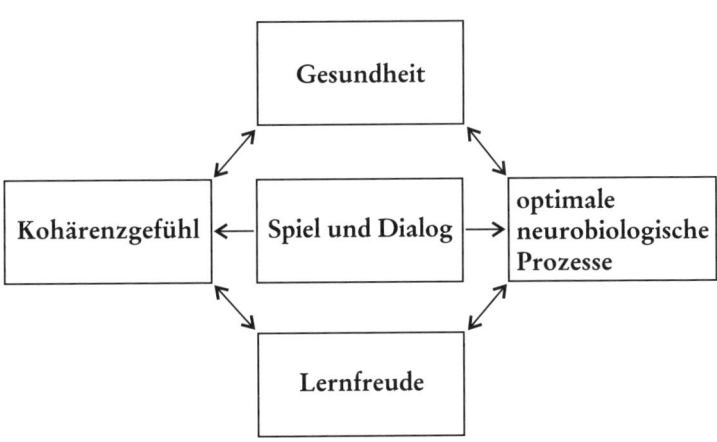

47

VI
Vom Erzählen, Zuhören und Lesen[1]

Sie erinnern sich? Wohlig räkelnd im Bett liegend, aller
Pflichten ledig, einschließlich der Hausaufgaben. Von Mutter umsorgt. Zwieback, Lindenblütentee mit Honig und
etwas vorgelesen bekommen. Ganz schön gemütlich so eine
Grippe: viele gesunde Kräfte in uns und um uns herum, die
uns sicher sein lassen, der Krankheit nicht hilflos ausgeliefert

zu sein. Es ist für den Gesundungsprozess wichtig, sich umsorgt zu wissen, sich nicht allein zu fühlen. Entlang der vorgelesenen Geschichte bewegen wir uns in unserer Fantasie, gehen auf Reisen, auch wenn unsere Beine noch zu schwach sind, längere Strecken allein zu laufen. Über die Reise in der Fantasie bewegen wir uns auf die Traumdämmerung zu, um dann nach Stunden zwar noch matt und verschwitzt, aber ein Stückchen näher an der Gesundheit zu erwachen. Später erinnern wir uns als Erstes daran, dass wir uns umsorgt wussten, uns etwas vorgelesen worden ist.

Ob das heute noch so ist, erscheint allerdings zweifelhaft. Zwar gibt es Erzähler, permanente Erzähler sogar, in Kinder- wie Krankenzimmern. Fatal ist an diesen Erzählern – sprich: Radio, Kassette oder Fernsehen – jedoch, dass uns deren problematische Seite schon gar nicht mehr auffällt, nämlich dass sie selten eine Pause machen, und zwar für die *eigenen* Gedanken und Bilder des Zuhörers. Und selbst auch gar nicht zuhören können. Es entsteht auf diese Weise keine dialogische Beziehung.

Zum Dialog gehören der Wechsel zwischen Erzählen und gutem Zuhören sowie das gemeinsame Nachsinnen. Bei dem gut zuhörenden Gesprächspartner entstehen *eigene* innere Bilder zu dem, was ihm eben erzählt worden ist. Er bewegt sich mit seinen eigenen Bildern in die Welt des Erzählenden hinein, die er im gemeinsamen Nachsinnen dann mit diesem teilt. Letzteres vollzieht sich oft nur in Bruchteilen von Sekunden an dem Wechselpunkt von Reden und Zuhören, ist aber für die Qualität des Dialoges von entscheidender Bedeutung. Deutlich wird dies insbesondere bei der Gutenachtgeschichte. Was passiert, *nachdem* die Geschichte erzählt worden ist? Auch wenn das Kind als Antwort auf die Geschichte nur wenig sagt, entsteht intensive Kommunikation, nämlich Mit-Teilung eines gemeinsamen Fantasie- und Stimmungsraumes. Das Kind kann sich in diesem gemeinsamen Fantasie- und Stimmungsraum spontan äußern, das Gehörte mit eigenen Assoziationen, Empfindungen und Bildern verknüpfen, findet dabei zugleich einen aufmerksamen und einfühlsamen Zuhörer. Zugleich hat das Kind hier auch die Möglichkeit, Gefühle zur Sprache zu bringen, die es sonst vielleicht herunterschlucken würde und deshalb nicht angemessen auszudrücken erlernt. Besonders wichtig ist dies übrigens auch für die Prävention sexueller Gewalt.

Immer mehr Menschen fühlen sich heute unglücklich und krank, weil es ihnen nicht gelingt, das zur Sprache zu bringen, was sie bewegt. Die Ereignisse in ihrem Leben vergehen, ohne in einer zusammenhängenden Lebensgeschichte gut aufgehoben zu sein. Von daher sind innere Fantasiebilder geeignet, Sprache und Gefühlsbewegungen für eine kohärente Erzählung miteinander zu verknüpfen.

Die eben genannte eher träumerische Übereinstimmung zwischen Erzählendem und Zuhörendem, das Verweilenkönnen, die Entfaltung eigener Gedanken bestimmen auch später unsere Begegnungsweise und unsere Interaktionsform mit Texten. Gemeint ist nicht die aufgeregte Interaktivität, die Computerprogramme mit ihren Bildchen und ihrem Getöse mit uns veranstalten, sondern der von unseren guten Erfahrungen her gestaltete Interaktionsmodus mit Texten, in dem wir Zeit und die Stille haben, das aufsteigen zu lassen, was uns in dem dazugehörigen Kon-Text bedeutsam ist: »Vernehmlich werden die Stimmen, die über der Tiefe sind.«[2] Es geht um das »allmähliche Verfertigen« von Erinnern und Verstehen als koproduktivem Akt des Begreifens. Dieser ereignet sich jedoch nicht per Knopfdruck, sondern braucht seine Zeit.

Alfred Lorenzer[3] zitiert aus einer Detektivgeschichte von Edgar Allan Poe sehr treffend hierzu: »Es war, als stände ich an der Schwelle des Begreifens, ohne jedoch die Kraft zu haben – wie sich ja Menschen zuzeiten am Gestade der Erinnerung finden, ohne letztlich dieser Erinnerung fähig zu sein.« Die Weiterbewegung über dieses Gestade hinaus hin zur Erinnerung und zum Verstehen erfolgt traumähnlich[4] zwischen Zuhörendem und Erzählendem, so als würde man gemeinsam auf Flügeln der Übereinstimmung schweben. Der Blick geht nach innen. Weder ist er »digital erfassbar«, noch kann er »eingescannt« werden. Der Text, das Buch ist dabei vielleicht sacht der Hand entglitten. Oder ich habe gar nicht gemerkt, wie ich das Buch zur Seite gelegt habe. Und wenn ich mein Augenmerk – nachdem ich mich erinnert oder den Text verstanden habe – wieder darauf richte, dann habe ich mein Leben lang ein anderes Verhältnis zu dem Text in diesem sinnlich fassbaren Buch, das ich dann ins Regal stelle, als zu dem Text, der mit dem Herunterfahren des Programmes vor meinen Augen vollständig verschwindet. Dieses Buch ist Element meiner Identität geworden. Und Identität ist sinnlich (affektu-sensomotorisch) und narrativ, nicht virtuell. Sehr schön wird die Identifizierung mit einem Buchtext von Mirjam Pressler beschrieben:

»(...) ich brauchte Bücher auch, um überhaupt eine für mich selbst wahrnehmbare Form zu bekommen, um eine eigene Gestalt anzunehmen und zu behalten. Ich musste mich mit den literarischen Figuren vergleichen, die ich an mich heranlassen konnte, weil sie keine reale Gefahr darstellten. Worte waren so nötig wie Brot, sie waren die Nahrung, die es mir ermöglichte, meine Identität aufzubauen und mich nach außen hin abzugrenzen, um nicht von einer Wirklichkeit verschlungen zu werden, die nichts anderes kannte als

Verschlingen. (...) Das Wort war es, das mir Schutz gegen die Umwelt gab, das mich davor bewahrte, so zu werden wie die anderen.

Ich weiß nicht, was aus meinem Leben ohne Bücher geworden wäre. Und wie hätte ich jemals die Sehnsucht kennen lernen können, ohne die Träume, die mir aus den Buchseiten entgegenwuchsen?«[5]

Das Vorlesen und das selbstständige Lesen wandeln sich über diese Stufen von äußeren Ressourcen zu inneren Widerstandsquellen, die uns helfen, die Krankheit besser durchzustehen und schneller gesund zu werden. In unserer Vorstellungswelt sind wir unendlich frei. Wir spüren nicht mehr, wie wir ans Bett gefesselt sind. Erleben wir oft genug, wie wirkmächtig diese äußeren Widerstandsquellen sind, dann werden sie von uns auch verinnerlicht. Wir finden selber immer mehr Freude am Lesen, lassen innere Bilder und Welten entstehen, in denen wir uns völlig frei bewegen können.

Mit dem Lesen ist es wie mit dem Laufen. Wir lernen es mit Spaß und Energie, wenn uns die Erwachsenen vorgeben und vorleben, was man damit anfangen kann. Wie mühselig erscheint es zunächst für ein Kind, das Laufen zu erlernen, wie oft fällt es auf die Nase, erlebt seine Unzulänglichkeit. Trotzdem hat bislang kein Kind die intrinsische Motivation verloren, das Laufen dennoch zu erlernen. Der Triumph, eigenständig zu laufen, ist ungeheuer. Die neu gewonnene Freiheit für das Kind schier unermesslich. Genauso verhält es sich mit der inneren Motivation, das Lesen zu erlernen. Die Erwachsenen müssen uns nur früh genug durch ihr eigenes Handeln vermitteln, welche Freiheiten und welcher Reichtum dadurch gewonnen werden. Es sind die Freiheiten in unseren eigenen inneren Welten, und es ist zugleich der

Reichtum unserer inneren Bilder, die sich erst aus vorgelesenen oder frei erzählten Geschichten und dann aus dem eigenen Lesen heraus entfalten.

Und in dieser Freiheit – das mag nur im ersten Augenblick etwas paradox klingen – können wir ganz viel Geborgenheit vergegenwärtigen. Wenn wir uns mit einem Buch zurückziehen – aufs Sofa, in einen Sessel, ins Bett –, dann begleitet uns implizit das, was wir in der Geborgenheit um die Gutenachtgeschichte herum verinnerlicht haben. Sehr schnell können wir nachvollziehen, was Hans-Georg Gadamer meint, dass uns auch fremde Texte ansprechen – und nicht nur, wie es heute heißt, zutexten – können.[6] Und wenn wir diese Ansprache wahrnehmen und die Chance haben, dazu eigene innere Bilder sowie eine eigene innere Antwort zu finden, dann kann sich auch eine Art Dialog mit dem Text entfalten. Dergestalt, dass unsere eigene innere Antwort auf diesen soeben wahrgenommenen Text mitbestimmt, was dieser Text uns noch weiter zu sagen hat.

Diese von Anfang an positive Beziehung zu einem Text kann im schulischen Leseunterricht genutzt und auch weiter verstärkt werden. Die »gemütliche Stimmung« entsteht nämlich nicht nur, wenn die Lehrerin vorliest, sondern auch – wie das Foto aus einem zweiten Schuljahr zeigt –, wenn ein Schüler vorliest. Die Kinder lernen *untereinander* zuzuhören. Und in solch einer Situation kann sich auch das Gruppenkohärenzgefühl der Klasse entfalten.

Und wenn Schulkinder lernen, einander zuzuhören, dann erfahren sie wechselseitig dabei auch etwas aus den jeweiligen inneren und äußeren Lebenswelten ihrer Mitschülerinnen und Mitschüler. Sie können das besonders gut, wenn ihnen bereits im Elternhaus aufmerksam zugehört worden ist, sie implizit gespürt haben, wie nahe ihnen die Eltern durch die Teilhabe an ihrer allmählich von den Eltern sich unterscheidenden Lebenswelt sind. Zu einer eigenen Identität kommen, darin wohlwollend wahrgenommen und akzeptiert werden! Solche Kinder müssen dann auch nicht durch ein permanentes »Grenzen-Setzen« dressiert werden. Indem sie dialogisch etwas von der Lebenswelt anderer erfahren, erspüren sie zugleich viel besser als durch Dressur: Was sind meine und was sind des *anderen* Motive und Interessen. Die Kinder können also zwischen den eigenen Bedürfnissen und denen des Gegenübers unterscheiden.

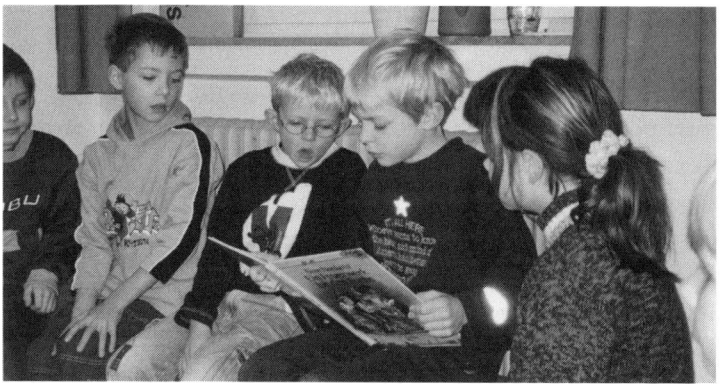

Fazit:
Auch beim Lesen können Prozesse des Lernens und der Gesundheitsförderung optimal verlaufen, wenn die Beziehungsaspekte dabei mit berücksichtigt werden. Lesen ist, wie uns schließlich auch die Neurobiologie bestätigt, *das* optimale Zirkeltraining[7] für Hirnprozesse, die dem Verstehen und Begreifen zugrunde liegen (siehe auch Kapitel 15).

VII
Störungen

»Der Humanitäts-Diskurs ist von anderer Art als der moderne
Wissenschafts-Diskurs. Dort, wo sich beide Diskurse nicht durchdringen
und widerständig aufeinander beziehen, gerät die Welt aus dem
Gleichgewicht.«

Wolfgang Frühauf
(Präsident der Deutschen Forschungsgemeinschaft 1992–1997)

Die kleine Julia, 13 Monate alt, sitzt in ihrem Stühlchen gemeinsam mit den Eltern am Frühstückstisch und ist offensichtlich an dem Löffel interessiert, mit dem die Mutter das
Frühstücksei aufgeklopft hat. Die Mutter nimmt intuitiv das
Interesse ihrer Tochter wahr und schiebt beiläufig den Löffel
in ihre Nähe, so dass diese den Löffel greifen kann. Julia
klopft dann mit zunehmender Freude auf den Frühstückstisch, strahlt über das ganze Gesicht, ist ganz aufgeregt darüber, was für schöne Geräusche sie nun produzieren kann.
Die Eltern freuen sich mit, die Mutter ergreift wiederum intuitiv einen anderen Löffel und klopft mit diesem – keinesfalls lauter – sachte auf ihren Tellerrand. Julia stutzt, lacht
und klopft ihrerseits nun heftig auf ihren – noch nicht ganz
leeren – Plastikteller.[1] Auch in diesem Beispiel geht es wieder um Darstellung und Wahrnehmung: Die Mutter erfasst
Julias Absicht und schiebt ihr den Löffel zu, den sie ohne
Hilfe nicht ergreifen könnte. Julias Absicht stellt sich für die

55

Mutter zum Beispiel über das ausgestreckte Ärmchen, die Blickrichtung und das zunächst noch sachte »da, da (...)« dar. Ein solches Gefüge kindlicher und mütterlicher Motive kann als weiterentwickelte *harmonische Verschränkung* bezeichnet werden. Mit dem Begriff harmonische Verschränkung meint Michael Balint zunächst die vorgeburtliche »Rundumversorgung« eines Kindes.[2] Aus dieser Rundumversorgung wird das Kind nach der Geburt mit zunehmendem Lebensalter entlassen. Es wird dabei – wenn es gut geht – behutsam desillusioniert. Eine behutsame und einfühlsam gehandhabte Desillusionierung schreitet dann nicht schneller als die Entfaltung eigener Kompetenzen (»skills«) voran, vermöge deren das Kind im Laufe seiner Entwicklung immer selbstständiger wird. Zu der harmonischen Verschränkung gehört in unserem Beispiel übrigens auch noch, dass die Mutter Freude an Julias Experiment hat, so wie diese selbst auch.

Sich wechselseitig einstimmen, darstellen, wahrnehmen und dabei seitens der Eltern auch die Fortschritte des Kindes berücksichtigen können fördert die Lust auf Welterfahrung. Sprich: Lernerfahrung.

In unserem nächsten Beispiel ist Julia ein halbes Jahr älter. Julia kann schon seit einigen Monaten sicher laufen. Jeder Tag, an dem Julia jetzt »ihrer eigenen Wege geht«, wird zum Abenteuer. Die harmonische Verschränkung wird um neue Spielräume erweitert, wird insgesamt dynamischer. Bislang balancierte Julia an Vaters Hand über das nachbarliche Gartenmäuerchen. Heute juckt es den Vater – hat er eine Veränderung an Julias Balancierkünsten wahrgenommen? –, Julia ein kleines bisschen weniger fest an die Hand zu nehmen als sonst, um sie dann für einen Sekundenbruchteil noch etwas mehr loszulassen. Julia quiekt – vor Schreck, Aufregung, Freude? – und läuft ein halbes Schrittchen auf der Mauer, bis der Vater sie wieder fest an die Hand nimmt. Julia ist ziemlich aufgeregt. Einige Schrittchen weiter zieht sie jetzt selber ihre Hand aus Vaters Hand und balanciert alleine – bis zum Ende der Mauer. Ihr Triumph kennt keine Grenzen. Natürlich wird der Mutter als Erstes diese Sensation erzählt.

Je mehr Geschick und Fähigkeiten (»skills«) Julia erlernt, desto weniger Handreichungen braucht sie und desto weniger muss sie an die Hand genommen werden. Grundlage ihrer Lernmotivation ist die nicht reflektierte (implizite) Sicherheit, von den Eltern mit ihren Fähigkeiten und Bedürfnissen wahrgenommen und nicht »verraten« zu werden sowie der unglaubliche »Nervenkitzel« (bei Balint: »thrill«, deutsch »Angstlust«), etwas Neues zu erproben. Und wenn ihr etwas gelingt, dann stellt sich ein fabelhaftes Glücks- und Entspannungsgefühl ein (bei Freud: »Ozeanisches Gefühl«,[3] bei Csikszentmihalyi: »flow«[4]). Solch ein – wiederum intrinsisch motivierter – Lernprozess ist unvermeidbaren Störungen ausgesetzt. Letztere – wenn z.B. das Händchen auf die heiße Herdplatte packt – können produktiv verarbeitet werden. Sie können aber auch zu bleibenden Deformierungen führen, wenn schmerzliche Erlebnisse oder mangelhafte Wahrnehmung durch die Bezugspersonen überwiegen.

Nach Ergebnissen aus der modernen beobachtenden Säuglingsforschung sowie der Mutter-Kind-Beziehungsforschung stimmen Mutter und Kind mehrheitlich allerdings nur in 30 Prozent der Zeit, die sie im Spiel miteinander verbringen, in ihrem Gefühlsausdruck überein.[5] Wesentlich für die Entwicklung des Kindes sind jedoch zunächst nicht die Störungen, sondern die Fähigkeit von Mutter und Kind, eine

Übereinstimmung *wieder herzustellen*. Das Kind macht dabei die Erfahrung, dass es über die Darstellung seiner eigenen Wünsche etwas bewirkt. Es entsteht die Grundsicherheit, dass die Probleme dieser Welt zu meistern sind.[6] Von daher mögen Eltern, die selber schlechte Erfahrungen gemacht haben und es nun mit ihren eigenen Kindern »besser machen« wollen – indem sie sich ständig auf das Kind konzentrieren, um jedes Motiv von den Augen abzulesen –, die Entwicklung des Kindes hin zur eigenen Kompetenz eher einschränken. In unserem Beispiel mit Julia heißt das konkret, dass sich die Mutter getrost um ihr eigenes Frühstück kümmern kann und Julia ihrem Wunsch, den Löffel zu erlangen, mit einigen energischen Lauten Ausdruck verleihen darf. Wesentlich ist, dass die Mutter dann in einer für das Kind überschaubaren Zeit darauf reagiert.

In dem Fallbeispiel von Katja (siehe Kapitel 1 und 4) müssen wir allerdings davon ausgehen, dass die vom Partner verlassene Mutter so sehr mit sich selber beschäftigt war, dass sie die Signale von Katja nicht rechtzeitig und ausreichend hat wahrnehmen können. Katja konnte also kein stabiles Gefühl von *Selbstwirksamkeit* entfalten. Daraus folgten die Neigung zum resignativen Rückzug unter Belastung und die Trostsuche im Essen. Auf Grund der damit verknüpften Körperfülle, die von ihrer Mutter nicht akzeptiert wurde, fand sie aber auch diesen Trost schließlich nur noch »zum Kotzen«.

Mütter und Väter, insbesondere als Alleinerziehende, bedürfen der solidarischen Unterstützung für innere und äußere Freiräume in der Begegnung und im wahrnehmenden Dialog mit ihrem Kind. Sie selbst brauchen den Dialog – der in der Partnerschaft zumindest als Möglichkeit gegeben ist –, um die täglichen Belastungen verarbeiten und sich aufmerksam ihrem Kind widmen zu können. Hier könnten eine *»aktive Auflehnung gegen Gleichgültigkeit«*[7] und ein *Gemeinsinn und Zusammengehörigkeitsgefühl der Gruppe* sich als notwendig erweisen.[8] [9] So etwas lässt sich aber nicht verordnen. Nur früh lernen: »Schon auf der Stufe der prä-primären Bildung zeigt sich eine kulturelle Besonderheit: Im Unterschied zu einer Reihe von anderen Ländern, in denen die Kinder schon in Vorschuleinrichtungen die Grundlagen ›akademischer‹, also lernorientierter Einstellungen lernen, ist in Finnland die Vorschulerziehung mit Priorität ausgerichtet auf die Entwicklung der sozialen Beziehungen zwischen den Kindern – auf Kooperation, Respektierung der anderen usw.«[10]

Aber auch bei ausreichender Unterstützung sind viele Eltern gerade beim ersten Kind verunsichert. »Verhalte ich mich richtig? Was tut meinem Kind gut?« Diese Fragen lassen sich nicht rezeptmäßig beantworten. Viel eher erfahren die Eltern die Antwort, wenn sie im spielerischen Dialog nicht nur die jeweilige *Reaktion*, sondern auch die spontane *Eigendarstellung* ihres Kindes wahrnehmen können. Wenn die Eltern selbst viele gute Spielerfahrungen gemacht haben, dann können sie sich intuitiv auf ihr Kind einstellen. So wie Julias Vater, der »irgendwie« spürte, riskieren zu können, die Hand der kleinen Julia *jetzt* etwas lockerer zu halten. Und dann intuitiv auch wieder wusste, wann er wieder fester zupacken sollte. Dieses »irgendwie« der Intuition speist sich aus dem *Wissen*, das der Vater in seinen eigenen *leibhaftigen* (affektu-sensomotorischen) Spielerfahrungen erlangt hat. Damit stammt dieses Wissen aus dem prozeduralen Lernen und kann als *prozedurales Wissen* bezeichnet werden. Zu diesem prozeduralen Wissen gehört auch »*implizites Wissen* (Hervorhebung E. S.) darüber, was in einem spezifischen Beziehungskontext jeweils zu tun, zu denken und zu fühlen geboten ist. Dieses Wissen ist nicht bewusst (es ist auch nicht im dynamischen Sinne unbewusst, es ist nicht verdrängt). Es operiert einfach außerhalb des Bewusstseins«[11]. Zu unterscheiden ist dieses – zum prozeduralen Wissen gehörige – implizite Wissen von dem sprachgebundenen *expliziten Wissen*. Ein Beispiel für den Unterschied zwischen implizitem und explizitem Wissen kennen wir alle aus unserem Alltag: »Viele von uns sind in der Regel außerstande, die individuellen Züge der engsten Freunde (mit Worten, E.S.) zu beschreiben, (…) aber diese Unfähigkeit beeinträchtigt keineswegs unseren Eindruck der Vertrautheit mit ihren Zügen, die wir aus tausend anderen herausfinden würden, weil wir auf ihren charakteristischen Ausdruck reagieren.«[12]

Implizites Wissen erlangen wir über das prozedurale Lernen. Im Kindesalter geschieht dies vorwiegend spielerisch. Eltern, die nicht über solche Spielerfahrungen verfügen, können im Spiel mit ihren Kindern dieses prozedurale Lernen nachholen – was für Eltern und Kinder nicht ganz einfach, aber mit Sicherheit nicht unmöglich ist. Im Übrigen sei daran erinnert, dass bloß 30 Prozent Übereinstimmung in der spielend gemeinsam verbrachten Zeit für eine günstige Entwicklung des Kindes reichen. Wesentlich ist nicht der sofortige Erfolg, sondern die Bereitschaft der Eltern, sich von ihren Kindern motivieren zu lassen, es immer wieder neu zu probieren. Und für diese Bereitschaft werden sie in der Regel von ihren Kindern reichlich beschenkt. Die neurobiologische Grundlage dessen ist das Hormon Oxytocin (siehe Kapitel 17), das im persönlichen Kontakt – auch dem der Väter mit ihren Kindern – vermehrt produziert wird. Dieses Hormon sorgt im spielerischen Kontakt für ein ausgesprochenes Glücksgefühl. Es verliert zwar irgendwann mal seine anfängliche Intensität, geht aber als erfahrene Lebensfreude und Sinnhaftigkeit mit in das väterliche und mütterliche Kohärenzgefühl ein. Und das Kohärenzgefühl ist Grundlage seelischer und körperlicher Gesundheit.

Fazit:
Nicht nur die Kinder, sondern auch die Eltern profitieren für ihre Gesundheit vom gemeinsamen Spielen. Wir sollten insbesondere die Väter gelegentlich daran erinnern, die Chance »im gemeinsamen Spiel mit den Kindern jung und gesund zu bleiben« zu nutzen, bevor die Kinder herangewachsen sind. Eltern mit reichhaltigen Spielerfahrungen aus ihrer eigenen Kindheit haben es dabei insgesamt leichter – sofern ihnen nicht die Freude am Spielen durch spätere negative Erfahrungen grundlegend verleidet worden ist. Wenn der englische Kinderarzt und Psychoanalytiker Donald Winnicott davon spricht, dass ein Therapeut spielfähig sein müsse, bevor er beruflich mit dem Patienten zu tun habe,[13] dann gilt das im übertragenen Sinne eigentlich auch für den »Beruf Elternschaft«. Und im Grunde gilt es für alle, die pädagogisch tätig sind.

VIII
Sternstunden

»Wie immer werden die (finnischen E.S.) Schüler gemeinsam zu Mittag essen, dann trennen sich die Wege. Die einen besuchen Fördergruppen – in den Fächern, in denen sie unter dem Klassenniveau liegen. Oder sie nehmen an Kursen wie Tanzen und Musik teil, denn die (Schule, E.S.) bietet zusätzlich zum Programm der einheitlichen finnischen Gesamtschule viele Stunden musischen Unterricht an.«

Conrad Schuhler

Das im letzten Kapitel beschriebene gemeinsame »Klopfkonzert« von Julia und ihrer Mutter sowie das Balancierabenteuer zusammen mit ihrem Vater gehören zu den »Highlights« im kindlichen Spielen. Sie ereignen sich nicht ständig, aber sie ereignen sich und enthalten dann ein *»Veränderungspotenzial«*. Der Säuglingsforscher Daniel Stern bezeichnet solche Highlights als *Momente der Begegnung*.[1] [2] Diese Begegnungsmomente verändern das Erleben und die Kompetenz des Kindes – im Übrigen auch die Beziehung zwischen Eltern und Kind sowie die Sicherheit der elterlichen Identität. Begegnungsmomente entfalten sich umso leichter, je reichhaltiger die Spielerfahrung der Eltern, sprich das Wissen aus prozeduralem Lernen heraus ist. *Begegnung im Spiel* ist alles, braucht sonst gar nichts, allenfalls einen umgekippten Umzugskarton (siehe Kapitel 5).

Aber es ist nicht *jedes* Spielen damit gemeint, das Eltern

mit ihren Kindern realisieren können. Was wäre zum Beispiel geschehen, wenn Julias Vater zu einem deutlich früheren Zeitpunkt in Julias Entwicklung deren Hand losgelassen hätte, um sie mehr oder minder alleine balancieren zu lassen? Sehr wahrscheinlich wäre nicht das Begegnungsmoment freudiger Kompetenzerfahrung freigesetzt worden, sondern Kreischen und Anklammern. Diese Signale hätten dann Julias Vater verdeutlicht: Zu früh, bitte jetzt noch etwas mehr Halt! Sehr wahrscheinlich hätte Julias Vater daraus gelernt und beim zweiten oder dritten Versuch die »richtige Dosis« gefunden. Wesentlich ist also nicht, dass etwas sofort gelingt, sondern dass die Beteiligten das spielerische Miteinander weiterhin versuchen.

Für eine gesunde kindliche Entwicklung ist es demnach nicht erforderlich, dass die Eltern sich in jeder Situation hundertprozentig auf die Bedürfnisse ihrer Kinder einstellen. Das ist nämlich gar nicht möglich (siehe auch Kapitel 7). Und auch wenn die Mutter so oft mit dem Löffel lauter als Julia geklappert hätte, dass für diese sich der Eindruck verdichtet hätte, dass die Erwachsenen sowieso stets tonangebend sind, dann hätten beide miteinander in der Trotzphase und in der Pubertät eine zweite und dritte Chance gehabt. Spätestens in der Pubertät gelingt es den Kindern meistens, lauter als die Eltern klappernd ihren Eigen-Sinn darzustellen.

Leichter geht es allerdings mit dem Erwerb des Eigen-Sinnes im frühen gemeinsamen Spielen, wenn die Erwartung der Eltern einerseits sowie die Möglichkeiten des Kindes andererseits sich nicht *ständig* zu sehr unterscheiden und alle Beteiligten befähigt sind, sich dialogisch aufeinander einzustimmen.

Es handelt sich hierbei also um eine Grundform des Spielens, in dem eben kein Mitspieler ständig tonangebend ist oder zeigt, wo und wie es »längs geht«, sondern in dem *alle* Mitspieler die Chancen haben, sich nach ihren jeweiligen Möglichkeiten darzustellen und zu entfalten. Eine solche Begegnungsweise ist nach den Erfahrungen der Zweitautorin auch in der Schule möglich.

Schüler einer zweiten Klasse probten diese Form des Zusammen-Spielens, indem sie ein großes Gemeinschaftsbild (1 m x 1 m) mit dem Titel »Blumenfelder« anlässlich der Van-Gogh-Ausstellung »Felder« in Bremen 2002/2003 malten. Jedes Kind konnte seine Blume bzw. Blüte auf dem Bild anbringen, ohne dass es die Produktion eines anderen Kindes übermalen oder zur Seite drängen musste. *Jede Blüte konnte sich entfalten!* Und die Kinder entdeckten sofort, dass ihre jeweils eigene Blume nicht in dem Blumenmeer verloren ging, sondern durch das Zusammenspiel der vielen Formen und Farben viel mehr darstellte, als wenn sie allein auf der großen weißen Leinwand zu sehen gewesen wäre. Die Freude und der Stolz der Kinder über ihr gelungenes Zusammenspiel wie über ihr gemeinschaftliches Werk waren groß (siehe Blumenbild und Blumenbild mit Schülern, Seite 65).

Ein Spiel, in dem alle Mitspieler sich nach ihren Möglichkeiten entfalten und darstellen können, ohne dass einer untergebuttert, zur Seite gedrängt oder ausgeschaltet wird, ist die Grundform des *Fairplay*. Im »Fairplay« sind die Begegnung und das Spielen selbst, der Prozess, mindestens genauso wichtig wie das Ergebnis, das Produkt oder ggf. der Sieg. Hierin unterscheidet es sich vom *Match*. Bei Letzterem kommt es nur auf das Ergebnis, den Sieg an. »Fairplay« ermöglicht im Unterschied zum Match eine umfassendere Wahrnehmung des im Spiel sich entfaltenden und darstellenden Mitspielers. Beim Match herrscht eher eine strategische

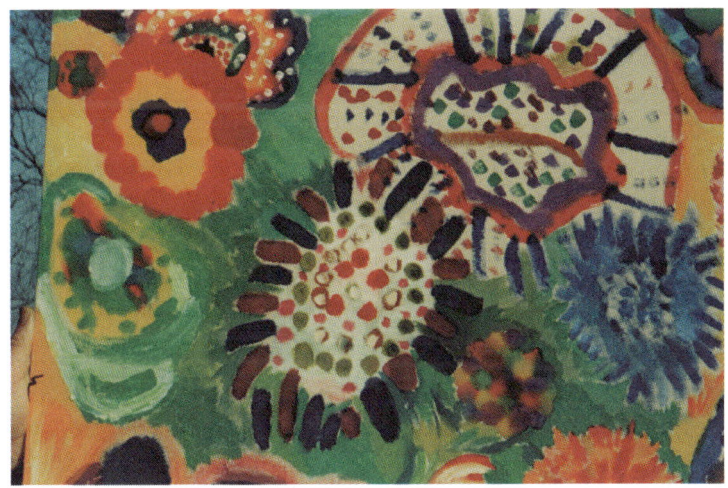

Detail …

und Gesamtbild

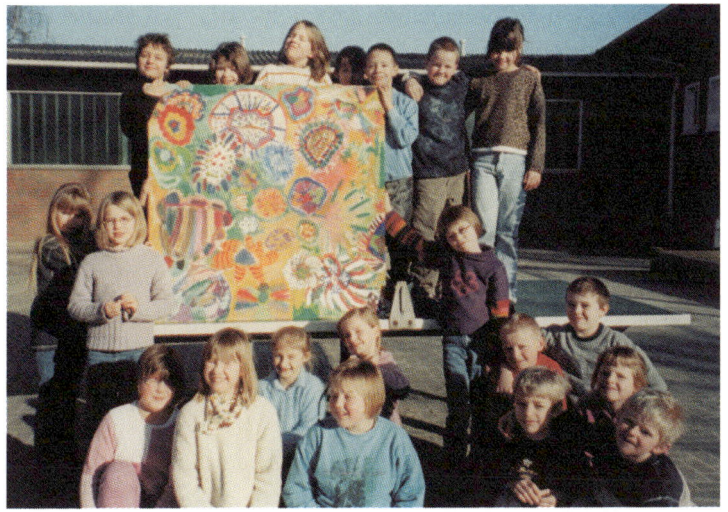

Wahrnehmungsweise vor, die ausschließlich auf die Stärken und Schwächen des Gegners zentriert ist. Im Match entfaltet sich kein positives Begegnungsmoment. Das intrinsische, das heißt das lustvoll-eigenmotivierte Moment des Handelns und Lernens in der Eigendarstellung und Selbstentfaltung wird im »Fairplay« für alle Teilnehmer gefördert; im Match hingegen wird es für den Verlierer eher abgewürgt.

Schulische Lernprozesse bewegen sich nun derzeit – von der Grundschule bis zur Oberstufe – immer früher vom Fairplay zum Match hin. Begegnungsmomente können sich immer weniger entfalten.

Die immer früher einsetzende und immer weiter ausufernde Konkurrenzmentalität lässt die Mitspieler einer Klassengemeinschaft schnell zu Gegnern werden: Wenn mein Mitschüler oder meine Mitschülerin nicht so viele Punkte in der Klausur, in der Prüfung, dem Abitur ... haben, sind meine Chancen umso besser, die Lehrstelle, den Studienplatz ... zu bekommen. Offenkundig wird durch den gegenwärtigen »Globalisierungsdruck« diese Konkurrenzhaltung weitgehend mitbestimmt, was die intrinsische Motivation von Lernenden wie Lehrenden zunehmend abwürgt (siehe Kapitel 1). Umso wichtiger sind frühe soziale und ästhetische Erziehung – wie in Finnland. Aber auch späterhin sind Projektarbeit, Schullandheimaufenthalte, Theateraufführungen und musikalische Veranstaltungen Möglichkeitsorte für ein Fairplay. Das Kunststück für Lehrer – und Eltern – besteht darin, trotz des unterschiedlichen Leistungsvermögens der einzelnen Schüler bzw. Kinder die Arbeit der Lernenden als Fairplay zu gestalten.

Begegnungsmomente – die sich aus einem Spiel heraus entfalten, in dem nicht nur einer ständig den Ton angibt und in

dem der Prozess mindestens genauso viel gilt wie das Ergebnis – sind grundlegend für das Vertrauen in die eigenen
schöpferischen Kräfte auch innerhalb von Teamarbeit. Dieses Vertrauen begründet überhaupt erst die Lust, das heißt
die intrinsische Motivation, sich im Team mit Problemlösungen konstruktiv zu beschäftigen.

Zugleich sind in dem Begegnungsmoment Bindungserfah-
rungen verdichtet, die die entspannende Sicherheit vermitteln, auch in der Gemeinschaft wahrgenommen und nicht
übersehen zu werden. Aus dieser Gelassenheit heraus muss
ich nicht toben, schreien, prügeln und schlimmstenfalls töten, um endlich wahrgenommen zu werden, wenn es für
mich schwierig wird.[3] Vielmehr haben dann auch späterhin
Problemlösungen im schulischen Alltag und Eigendarstellung im sozialen Kontext Ähnlichkeit mit den Sternstunden
im Spiel, nämlich den Begegnungsmomenten. Die Kinder
haben aus ihrer Blumenkomposition die Erfahrung mit-
genommen und verinnerlicht, wie sie selbst durch die Begegnung mit den anderen Blumen – sprich Mitschülern und
Mitschülerinnen – bereichert wurden. Dies hat dann nicht
nur Einfluss auf die Lernmotivation eines einzelnen Kindes,
sondern auch auf das Kohärenzgefühl der Klasse. Dieses
Kohärenzgefühl ist – wie schon erwähnt – sowohl für die
körperliche und seelische Gesundheit eines jeden einzelnen
Schülers von Bedeutung wie auch für die Spontanmotivation
der Schüler, sich untereinander – und hierbei insbesondere
auch den Schwächeren – zu helfen.

IX
Laufen lernen und Lust an Kompetenz

»(...) Sich-Wegheben sowohl von der Mutter als auch von der sicheren
Erde, Beschränkung auf einen nur sehr schmalen Erdkontakt mit den
Sohlen, und zu allem die Entwicklung eines feinen Koordinationsspieles
zur Erhaltung des Gleichgewichts. Wie uns die tägliche Erfahrung zeigt,
ist dies für die meisten Kinder eine ziemlich schwere Aufgabe, und erst
nach mehreren Monaten des Probierens und der dauernden Übung
gelangen sie vom Kriechen zum unsicheren Tappen, und vom Tappen zum
freien Gehen. Man kann leicht beobachten, dass sie sich in diesen ersten
Stadien der Gehversuche von Objekt zu Objekt werfen und sich in den
unsicheren Zwischenräumen so kurz wie möglich aufhalten (...) Erst wenn
sie einiges Können erworben haben, können sie die freundlichen Weiten
mit Lust genießen (...)«

Michael Balint, 1994

Fast jedes Kind lernt laufen und auf eigenen Beinen stehen –
trotz der Mühen und auch der Schmerzen, wenn es dabei
mal auf die Nase fällt. Und auch wenn die Eltern – zumindest bei dem ersten Kind – ganz aufgeregt dabei sind, im
Grunde halten sie es wie alle anderen auch für selbstverständlich, dass ihrem Kind dieser Lernschritt gelingt.

Trotz Mühsal etwas lernen und dabei Freude und Lust
empfinden, z. B. den Löffel und den Buntstift selber halten,
auf dem Dreirad fahren, Balancieren, in die Bäume klettern,
Schwimmen, auf dem Pony reiten und mit dem Fahrrad fahren ... Diese Lust aufs Lernen und Erproben eigener Kom-

petenzen besteht bei den meisten Kindern noch bis in die Grundschulzeit hinein.

Außerhalb und vor der Schulzeit ist es also die *Welt des Spielens mit ihren situativen Anforderungsstrukturen*, innerhalb deren die Kinder das Grundmuster des Laufenlernens wiederholen und dabei Kompetenzen erwerben. Die Anforderungsstrukturen, denen sich die Kinder im Laufe ihrer Entwicklung gegenübergestellt sehen, werden immer differenzierter und von der Aufgabenstellung her schwieriger. Sich an diese heranzutrauen erfordert aber wie bei Julia (siehe Kapitel 7) die *verinnerlichte Sicherheit*, nicht fallen gelassen zu werden, sondern von den Eltern oder später von der Gruppe, den Mitspielern und Mitspielerinnen gehalten zu werden.

Diese Sicherheit hatte Kevin leider nicht verinnerlichen können. »Lass die Finger davon (…) Das ist sowieso nichts für dich (…) Stell dich nicht so dusselig an (…)«, waren wohl mit die häufigsten Botschaften, die an ihn gerichtet waren. Zu schnell und zu heftig war auch er aus der *harmonischen Verschränkung* herausgefallen. Im Unterschied zu Katja (siehe Kapitel 2) konnte Kevin mit seiner Mutter auch keine Solidargemeinschaft vor dem Verlassenwerden bilden. Er fühlte sich einfach nur überflüssig. Seinen ersten Schultag hatte Kevin nur in unguter Erinnerung. Er hatte sich schreiend an seine Mutter geklammert, als diese zusammen mit den anderen Eltern den Klassenraum verlassen sollte.

Kevin galt – so seine Eigeneinschätzung – in der Grundschule wohl als ängstlicher und gehemmter Schüler, dem es jedoch gelang, über längere Zeit einige feste Freundschaften zu pflegen. Die meiste Zeit verbrachte er allerdings – allein oder mit Freunden – vor dem Videogerät bzw. Fernseher.

Auf die Frage, ob er seinerzeit dabei so etwas wie Lebensfreude verspürt habe, meinte Kevin rückblickend, er habe sich wohl meistens nach so einem »Glotzentag« wie ein ausgenommener Hering gefühlt. Er habe dann »irgendeinen Scheiß« anstellen müssen, um sich wieder besser zu fühlen, kleinere Diebstähle, »irgendetwas kaputtmachen«, also Zerstörungen und zuletzt intensiver Haschischkonsum. Nach einem eher unterdurchschnittlichen Hauptschulabschluss beginnt Kevin eine Lehre, die er jedoch bald wieder abbricht. Es folgen verschiedene Aushilfsjobs, die er auf äußeren Druck hin annimmt, aber wegen häufigeren Fehlens auch ebenso schnell wieder verliert. So wird Kevin nach einem langen Gespräch mit seinem Betreuer bei uns im Krankenhaus vorstellig.

»Weiß nicht, keine Ahnung (...)«

Auf die Frage, was er denn über einen stationären Aufenthalt für sich erreichen möchte, antwortet Kevin sehr unbestimmt: »Irgendwie besser klarkommen (...) – weiß nicht, keine Ahnung (...)« »Auch ohne Drogen?« – so unsere Nachfrage. Kevin nickt.

Wir stellen Kevin unser Konzept vor: Es handele sich bei uns um so eine Art Pfadfinderlager, in dem er sich mit Karten-, Sternen- und Kompasskunde beschäftigen könne. Seinen Weg suchen und laufen müsse er schon selber, tragen könnten wir ihn leider nicht. Wir würden ihn aber auf seinen Wegen hier begleiten. Wir erwarteten von ihm, dass er sich regelmäßig und pünktlich bei allen Aktivitäten einfinde und auch so unbehagliche Dinge wie Frühsport und morgendliche Wechselgüsse akzeptiere. Es gebe aber auch Aktivitäten, die ihm möglicherweise mehr Freude bereiteten wie z. B. das Floßfahren, die Reittherapie oder die Arbeit auf dem Bauernhof (siehe die Abbildungen Seite 72, 73, 75 und 80). Kevin lässt sich auf den Vertrag ein. Zunächst zieht er einen Flunsch, als es die ersten Male auf den Bauernhof geht, dann zeigt er sich immer begeisterter.

Unser Teammitglied Christian, der die Arbeitstherapie auf dem Bauernhof betreut, arbeitet mit Kevin zusammen: Mit dem Frontlader des Treckers werden sie in die Bäume gehievt, um mit Motorsägen die Äste auszulichten. Zusammen misten sie den Kuhstall aus. Gemeinsam werden mit anderen Patienten Gemüsebeete angelegt, die Tiere gefüttert und vieles mehr. Bald darf Kevin auch den großen Trecker fahren. Gemeinsam trifft sich die ganze Mannschaft mit dem Jungbauern in der Diele – in der zum Herbst und im Winter das Kaminfeuer brennt – zum Frühstück. Kevin erlebt sich in der Gemeinschaft getragen. Es macht ihm immer mehr Freude, auch das auszuprobieren, was anstrengend ist, was stinkt oder ihn schwitzen lässt. Und Kevin lässt sich auch leichter in ein Gespräch einbinden. Er traut sich die Kompetenz zum Nachdenken zu und zeigt sich immer häufiger als zugänglicher Mensch, der sogar lachen kann. Mehrere Wochen lebt er in einem zweiten Therapieabschnitt ganztägig auf dem Bauernhof, um nur noch zu den Einzelgesprächen und verschiedenen Gruppenaktivitäten sowie den Hauptmahlzeiten mit dem Fahrrad ins Krankenhaus zu kommen.

Kevin hat nach seinen eigenen Worten »die Kurve gekriegt« und so auch seinen Alltag einschließlich Lehre meistern können – ohne Schulschwänzen und neuerlichen Haschischkonsum.

Wie aber hätte Kevin, d. h. dem »kleinen Kevin«, schon

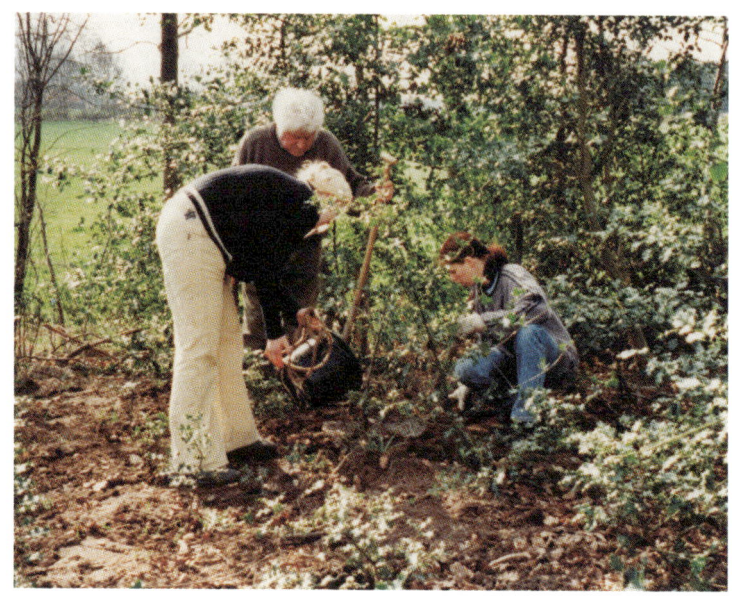

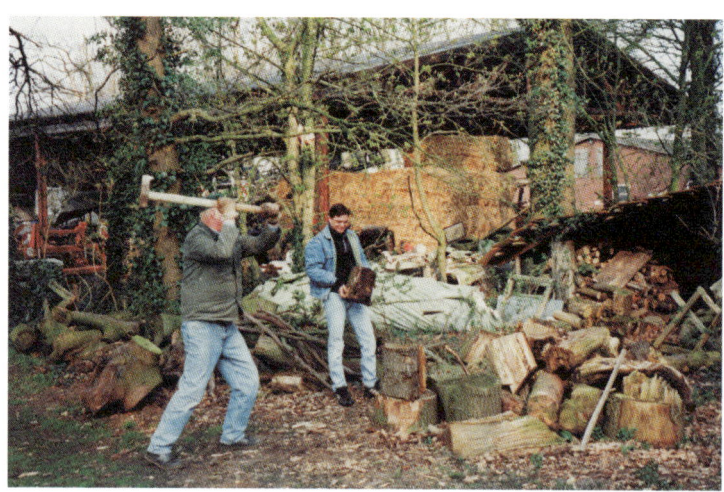

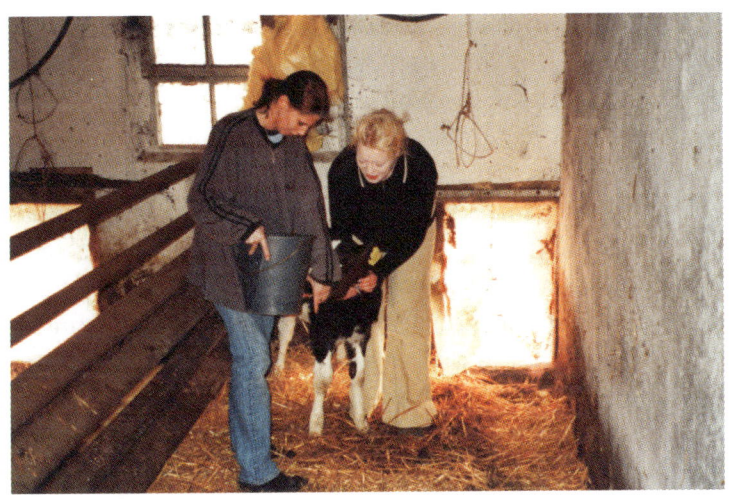

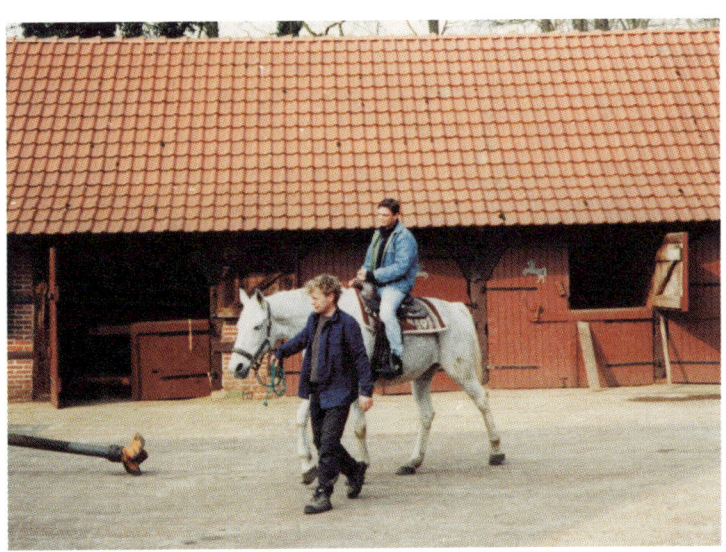

früher geholfen werden können, damit der »große Kevin« nicht später den Umweg über das Krankenhaus nehmen musste, um sein Leben zu meistern?

Das Laufen hat Kevin ja gelernt. Also muss er auch die Motivation für weitere Lernschritte mitgebracht haben. Hilfreich wäre für Kevin sicherlich ein Kindergarten von der Art des »Waldkindergartens« gewesen, vermutlich auch ein Patenonkel, der nicht nur zum Geburtstag 50 Euro schenkte, sondern einer, der mit ihm schwimmen gegangen wäre oder Fahrradtouren gemacht hätte. Hilfreich wäre ein Grundschulunterricht gewesen, in dem schöpferische Aktivitäten – im Kunstunterricht, beim Werken, im Musikunterricht, im Sport und auch in der Aufsatzerziehung – als Prozess genauso viel gegolten hätten wie deren Ergebnis, d. h. das Produkt. Ebenso wären gemeinschaftliche Schulaktivitäten im Sinne des Fairplay für Kevin hilfreich gewesen und Freunde, die als Peergroup – d. h. als Gruppe Gleichaltriger bzw. Gleichgesinnter – weiterhin ein Fairplay praktiziert hätten.

Und wenn Kevin ganz großes Glück gehabt hätte, dann wäre vielleicht auch einer der Lebensabschnittspartner seiner Mutter auf den Gedanken gekommen, dass es nicht gut sein kann, wenn ein Junge die meiste Zeit des Tages außerhalb der Schulzeit nur in der Wohnung vor dem Fernseher sitzt. Stubenarrest – und das noch freiwillig!

Glück hat Kevin auf alle Fälle mit seinen Betreuern gehabt, von denen er sich in einer angemessenen Weise an die Hand genommen fühlte und von denen er nicht den Eindruck hatte, dass diese ihn über den Klinikaufenthalt nur loswerden wollten.

Kevins therapeutischer – d. h. spielerischer – Erwerb von Kompetenzen war deshalb erfolgreich, weil er den situativen

Anforderungsstrukturen prozess- wie auch ergebnisorientiert begegnen konnte und er sich dabei in vielfältiger Weise getragen wusste. Das daraus resultierende Selbstvertrauen, ebenso zukünftige Aufgaben lösen zu können – als Teilkomponente des Kohärenzgefühles –, ermöglichte ihm dann auch, primär nichtspielerisch präsentierte Anforderungen im Unterricht der Berufsschule anzunehmen. Kevin hatte weniger Angst, das eigenständige Denken bei ungewohnten Gedankengängen zu riskieren. Sein Selbstbewusstsein war nicht mehr gefährdet, wenn er dabei mal auf die Nase fiel. Zugleich empfand er so etwas wie Lebensfreude, auf eigenen Füßen stehen zu können.

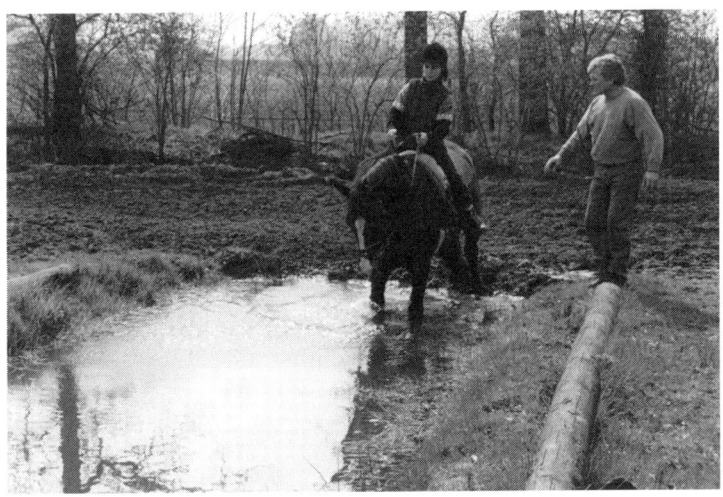

X
Von Purzelbäumen, einer sicheren Identität und dem Tritt ins Glück

»Es war zu jener Zeit, als ich einmal die Deutung gab, es sei für sie (die Patientin, E. S.) sehr wichtig, immer den Kopf oben und die Füße fest auf dem Erdboden zu behalten. Darauf erwähnte sie, dass sie es seit frühester Kindheit nie fertig gebracht habe, einen Purzelbaum zu schlagen, obwohl sie es oft versucht hatte und ganz verzweifelt war, wenn es nicht ging. Ich warf ein: ›Na, und jetzt?‹ – worauf sie von der Couch aufstand und zu ihrer eigenen größten Überraschung ohne weiteres auf dem Teppich einen tadellosen Purzelbaum schlug. Dies erwies sich als ein wahrer Durchbruch (…)«

Michael Balint (1970)

Vor Freude Purzelbäume schlagen … Wir kennen zwar noch die Redewendung, vielleicht auch noch purzelbaumschlagende Vorschulkinder, haben aber sonst wohl selten jemanden gesehen, der so etwas unverhofft tut. Das wäre ja auch schon fast ordnungsamtverdächtig. Gegenwartstypisches Ideal ist eher die Coolness – obgleich der Ausruf »Cool, eh (…)« wiederum für »Das ist ja großartig!« oder »Toll!« steht.

Freude, Lebensfreude sind als gavise[1] Begriffe nicht mehr zeitgemäß. Vertrauter sind uns die Kategorien »Fun« oder »Kick«. Letzteres heißt übrigens wörtlich übersetzt »Tritt«.

Gemeint ist mit solcherart »Tritt« die Wirkung stark vermehrt ausgeschütteter Endorphine z. B. nach extremer körperlicher Belastung oder starken sensorischen und psychischen Reizen wie beim Bungeesprung.

»Fun« und »Kick« sind von entsprechend starken Außenreizen abhängig. Die Gesamtwahrnehmung speist sich bei Fun und Kick demnach mehr aus der *Außenwahrnehmung* als aus der *Innenwahrnehmung.* Umgekehrt verhält es sich bei der Freude. Diese speist sich mehr aus der Innenwahrnehmung, in der ehedem reale positive Erfahrungen und/oder Wunschträume aufgehoben werden. Hierfür ein Beispiel[2]:

Zusammen mit den Kindern Brombeeren suchen und pflücken: der Duft eines sonnigen Spätsommertages, die Kratzer an der Haut, das Getröstetwerden, die Freude, ein halbes Eimerchen gepflückt, die andere Hälfte (einschließlich Wurm) »gefuttert« zu haben, und dann der Duft beim Kochen, das Abschmecken, das bange Warten, ob die Marmelade nun auch fest wird, der Stolz der kleinen Köche beim Betrachten der gefüllten Gläser – all das meint ein sättigendes Ereignis für den Sinnenhunger. Die Seele wird satt, indem die Denksymbole mit affektu-sensomotorischer Erfahrung reich beladen werden. In den Symbolen der Fantasie wird diese sensomotorische Erfahrung aufgehoben und erhalten, um jedes Mal als Freude und Genuss bei dem Verzehr einer einfachen Schnitte mit Brombeermarmelade mitzuschwingen.

Es entsteht im Laufe der Kindheit bei einer Vielzahl solcher und ähnlicher »Brombeererlebnisse« mit reicher affektu-sensomotorischer Erfahrung eine lebendige Fantasie. Und diese ermöglicht ein reiches Innenleben, das keiner ständig neuen *äußeren* Reize und Sensationen bedarf, »um etwas zu erleben«. Hierfür genügt dann ein einfaches Stück

Holz, um daraus ein Auto, ein Schiff, ein Pferd, eine Puppe oder sonst etwas werden zu lassen.

Vermöge einer lebendigen Fantasie fühle ich mich frei und eigenständig, weil ich mir das, was ich für mein Vergnügen brauche, selber zaubern kann! Daher bin ich nicht auf einen Sponsor angewiesen, der mir Diddlkarten, Pokemonster oder was sonst gerade dran ist, finanziert, damit ich »Fun« habe. Solcherart »Fun« ist – wie bereits erwähnt – auf ständig neue Reize in der *Außen*wahrnehmung angewiesen. Freude hingegen, auch als Lebensfreude, speist sich in der *Innen*wahrnehmung aus der unerschöpflichen Fantasie.

Und Kinder, die sich auf diese Weise frei fühlen, können von dieser Freiheit auch besser ein Stück abgeben und sich in sinnvolle Regeln einfügen, ohne sich dabei in ihrer Lebensfreude eingeengt zu fühlen. Diesen Kindern fällt der Schritt von der Autonomie zur *verantworteten* Autonomie, das heißt vom Play zum *fair play* nicht schwer.

Wenn Fairplay heißt, den anderen wahrnehmen und ihn sich nach seinen Möglichkeiten entfalten lassen – d. h. auch Kompetenzen sich aneignen und affektu-sensomotorische Erfahrungen machen lassen –, dann setzt diese Wahrnehmungsfähigkeit mit voraus, selber wahrgenommen worden zu sein. Von den ersten Lächeldialogen an (siehe Seite 29). Über diese Lächeldialoge wurde der »Grundstoff« für Lebensbejahung und Lebensfreude geliefert. Dieser »Grundstoff« wird dann durch die affektu-sensomotorische Welterfahrung und den Erwerb von Kompetenzen weiter ausgeformt.

Kevin empfand weder Freude noch Lebensfreude, er war auf »Fun«, sprich Fernsehen oder Video oder den »Kick«, in diesem Falle durch Drogen, angewiesen. Was ihm fehlte, war eine lebendige Fantasie, die als Innenwahrnehmung zu den Außenwahrnehmungen hinzukommt und diese bereichern kann.

Diese aus der Innenwahrnehmung kommende Lebensfreude hätte es ihm auch erleichtert, den Alltagsereignissen etwas abzugewinnen, ohne auf einen »Tritt« durch Drogen oder andere extreme Ereignisse angewiesen zu sein.

Über die reichhaltigen affektu-sensomotorischen Erfahrungen bei seinem Kompetenzerwerb in der Therapie, die dann im Gespräch noch weiter verinnerlicht und zugleich auch von dem Gefühl getragen zu sein, begleitet wurden, veränderte sich seine *innere* Welt. In dieser waren nun all die Erfahrungen und Ereignisse gut aufbewahrt und konnten in entsprechenden Situationen – wie bei der Schnitte mit Brombeermarmelade – wieder vergegenwärtigt werden. Hinzu kam das Selbstvertrauen, das er auf Grund seiner neuen Kompetenzen gewann. Selbstvertrauen lässt für Lebensfreude offen sein. Zugleich kann Lebensfreude, d. h. die damit verknüpfte implizite Bejahung des Lebens zusammen mit dem Selbstvertrauen ungewohnte und schwierige Lernsituationen auch ohne Kick und Fun besser ertragen und meistern helfen.

Dies umso mehr, als die spielerisch-dialogischen Prozesse, die Lebensfreude und Selbstvertrauen ermöglichen, ebenso auch zu einer sicheren Identität führen. Und diese drei Momente sind mit entscheidend für ein starkes Kohärenzgefühl (siehe Kapitel 5). Zu einer sicheren Identität – Identität als Antwort auf die Frage: »Wer bin ich?« – gehören unter anderem:

- ein differenziertes, vorwiegend positiv besetztes Körperbild bei reichhaltiger affektu-sensomotorischer Erfahrung, d. h. in seinem Leib »zu Hause sein« können,

- Erwerb von Basiskompetenzen (»skills«) ohne beschämende und entmutigende Desillusionierung,
- annehmende, nicht entwertende Dialogerfahrungen, verbunden mit
- Eigendarstellung und akzeptierender Wahrnehmung.

Diese Sicherheit, in der Eigendarstellung angenommen zu sein, fehlt leider einigen Lehrern (so auch dem Musiklehrer Jens, siehe Kapitel 16). Deswegen fühlen sie sich auch durch die pubertäre Aufsässigkeit ihrer Schüler und Schülerinnen oft so schnell abgelehnt.

Fazit:
Lebensfreude, Selbstvertrauen und eine sichere Identität sind salutogenetische Grundelemente von Frustrationstoleranz auch im Unterricht. Das gilt für Schüler wie für Lehrer.

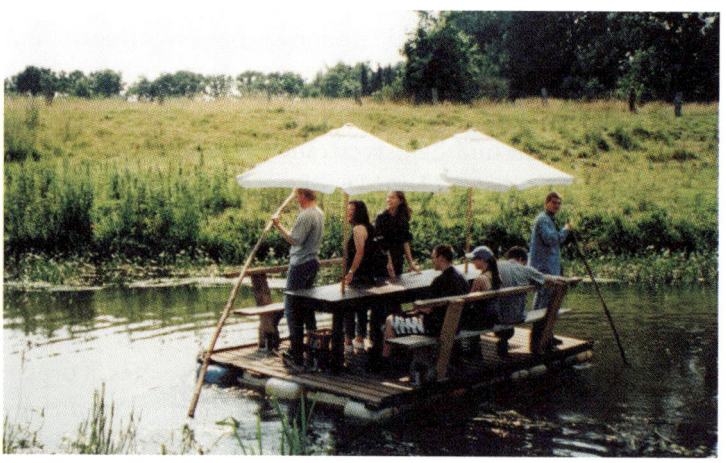

In vielen Unterrichtsstunden wird heute jedoch viel Energie für »Fun« und »Kicks« verwendet, um die Schüler bei Laune zu halten bzw. deren Aufmerksamkeit nicht zu rasch abflauen zu lassen. Das kann auf Dauer nicht gut gehen.

»Ich hab keine Lust mehr, aus meinem Unterricht dauernd eine Comedy-Show zu machen« – so ein ziemlich erschöpfter Hauptschullehrer wörtlich.

Die Alternative zur Comedy-Show, die wie Fernsehen »reingezogen« wird, wäre eine Vielzahl von »Brombeererlebnissen«. Diese sind insbesondere in der Grundschule in den schöpferischen Fächern möglich, weil hier der unbenotete schöpferische Prozess genauso wichtig wie das Produkt sein kann. In den anderen Fächern und Schultypen sind solche Erlebnisse für Lebensfreude und Lernmotivation selbstverständlich auch möglich. Und das nicht nur in Projektwochen.

Eine besondere Bedeutung für Lebensfreude und Lernmotivation kommt unter neurobiologischen Gesichtspunkten der Musik zu. Und das in jedem Lebensalter. Davon mehr im nächsten Kapitel.

XI
Singen und LernGesundheit

»›Singer‹ sind im Vergleich zu ›Nicht-Singern‹ gesünder, und zwar sowohl psychisch als auch physisch. Sie sind lebenszufriedener, ausgeglichener und zuversichtlicher, haben ein größeres Selbstvertrauen, sind häufiger guter Laune, verhalten sich sozial verantwortlich und hilfsbereiter und sind psychisch belastbarer. Schon zwanzigminütiges Singen führt zu signifikant höherer physischer wie psychischer Leistungsfähigkeit von Probanden (Testpersonen der Untersuchung, auf die dieser Text Bezug nimmt, E. S.). Singen ist unter der Fragestellung der Salutogenese Gesundheiterreger (…) Wenn man sich in diesem Zusammenhang vergegenwärtigt, dass in Finnland die Alltagskultur des Singens von der Kindheit bis ins Alter äußerst lebendig ist, während bei uns das Singen fast ausgestorben ist, dann ist die Frage berechtigt, ob das schlechte Abschneiden von Deutschlands Schülern in der PISA-Studie und das gute Abschneiden von Finnland nicht unter anderem auch in diesem Detailunterschied eine nicht unerhebliche Ursache hat.«

Karl Adamek

Drei Beispiele:

Hertha, eine schwersttraumatisierte Patientin, die sich und ihr Leben bislang nur hat aushalten können, indem sie sich auf unterschiedliche Weisen permanent betäubte, berichtete zu dem therapeutischen Einzelsingen: »Ich bin da ziemlich skeptisch hingegangen. Aber die Begleitung auf der Gitarre und die ganze Haltung des Therapeuten hat mir doch geholfen, einfach anzufangen (…) Plötzlich hatte ich ein ganz warmes Gefühl, ich war da – im Kindergarten –, wo ich mich mal geborgen gefühlt hatte. Und ich hatte vor Augen, wie wir zusammen singen (...)«

Im Zusammenhang mit der Sing-Therapie (»vokale Ausdruckstherapie«) kann Hertha erstmals wieder schlafen, ohne dass der Schlaf mit einer hohen Dosis von Medikamenten erzwungen oder durch häufige Albträume zerstört wird.

Adventsfeier im Altenheim: Einige schon recht Betagte zeigen sich bei der Begrüßung eher desinteressiert. Beim gemeinsamen Singen der Adventslieder zusammen mit der Schulklasse werden sie deutlich munterer, sind ganz gegenwärtig, singen die Lieder weitgehend auswendig mit ...

Kindergottesdienst der Grundschule: Die meisten Kinder sitzen schon, Florian hampelt und zappelt, steht auf, liegt unter der Bank, lässt seine Nachbarn ebenfalls nicht zur Ruhe kommen. Eine Lehrerin (Zweitautorin) setzt sich neben ihn, woraufhin Florian zwar sitzen bleibt, aber immer noch viel Bewegung in seinen Beinen und Füßen hat. Beim ersten Lied schon, dessen fünf Strophen Florian auswendig mitsingen kann, wird dieser ganz ruhig. Kein Zucken mehr, kein Hampeln. Da in diesem Gottesdienst viel gesungen wird und Florians Klasse diese Lieder vorher bereits eingeübt hat, kann Florian über weite Strecken dem Gottesdienst ohne Zappelaktivität folgen. Singend!

Musik im Allgemeinen und Singen im Besonderen wirken ähnlich wie eine Droge, wenn wir zu dem, was gerade erklingt, ein positives Verhältnis haben:

Wie moderne bildgebende Verfahren (z. B. die »Positronen-Emissionstomographie«), mit denen Funktionsorte und

-zusammenhänge im Gehirn dargestellt werden können, gezeigt haben, werden durch das Singen genau die Motivationssysteme im Gehirn aktiviert, die anderweitig auch auf Kokain und Schokolade ansprechen. Nur, dass das Singen bekanntlich keine schädlichen körperlichen und seelischen Nebenwirkungen hat. Im Gegenteil.

- Durch den Botenstoff Dopamin[1], der über Verbindungen, die aus der so genannten »Area 10« kommen, beim Singen dann im Frontalhirn freigesetzt wird, werden wir wach und können klarer denken.
- Über eine Zwischenstufe, den »Nucleus accumbes«, zu dem sich auch Fasern aus der Area 10 ziehen, werden in dem Frontalhirn so genannte Endorphine freigesetzt, die für »gute Stimmung« sorgen.
- Heruntergeregelt werden beim Singen hingegen u. a. die »Mandelkerne« in beiden Hirnhälften, deren Aktivierung sonst mit Angst einhergeht.

»Ganz nebenbei hat damit die Wissenschaft auch festgestellt, warum jemand, der in den dunklen Keller geht, singt oder pfeift.«[2]

Was über neurodiagnostische Verfahren (noch?) nicht dargestellt werden kann, ist, dass wir im *gemeinsamen* Singen mit den Mitsingenden in einer intensiven Form übereinstimmen. Auch dies hat sehr bedeutsame Folgen:

- In dieser Übereinstimmung fühlt sich z. B. das Kind in der Gegenwart des mitsingenden Elternteiles absolut sicher, geborgen und entspannt. Es entfaltet sich eine Geborgenheit wie in dem bejahenden Lächeldialog mit all seinen bedeutsamen Folgen (siehe Seite 29) Deswegen gibt es Wiegen- und Abendlieder.

- Wenn wir gemeinsam singen, entsteht in dieser Gemeinsamkeit ein starkes Gruppenkohärenzgefühl, das wiederum auf das Kohärenzgefühl des Einzelnen einwirkt und dieses stärkt. Zugleich entsteht eine Haltfunktion in der Gruppe; der Einzelne fühlt sich in der Gruppe durch die anderen getragen. Diese Erfahrung hilft dann wiederum auch in *anderen* Situationen als denen des Singens, tragfähige Beziehungen herzustellen, ein Fairplay zu praktizieren, den anderen sich nach seinen Möglichkeiten entfalten zu lassen.

Und wenn ein solches Gefühl in einem singenden Klassenverband entsteht, dann ist dieses für alle die beste Grundlage für eine zusätzliche Lernmotivation: »Menschliches Lernen vollzieht sich immer schon in der Gemeinschaft und gemeinschaftliche Aktivitäten bzw. gemeinschaftliches Handeln sind wahrscheinlich der bedeutsamste Verstärker.«[3]

- Stimmung und Motive der Eltern färben auf das Kind ab. Wenn die Eltern gelassen sind – und im Singen bekommen die Eltern selber die Chance, sich wegen der deaktivierenden Wirkung auf die Mandelkerne zu entspannen –, dann färbt diese Gelassenheit auf das Kind ab. Zugleich übernimmt das Kind die Motive der Eltern, z.B. sich *jetzt* auf das Schlafen einzurichten. Oder die Kinder übernehmen den Wunsch vom mitsingenden Lehrer, jetzt gleich nach dem Lied konzentriert im Schulunterricht mitzuarbeiten.

Leider ist genau diese Möglichkeit der Motivansteckung von den Nationalsozialisten brutal missbraucht worden, indem sie singend ein ganzes Volk ins Verderben schickten bzw. zu verderblichem Handeln auch über das Singen motivierten. Seitdem hat die Tradition des Singens in Deutschland einen bislang nicht reparablen Bruch erlitten. Singen ist allein schon vor diesem Hintergrund mit einem unterschwelligen, kaum artikulierbaren Schamgefühl verbunden. Daher lassen die Deutschen lieber singen oder benötigen fürs Singen Alkohol, in dem das Schamgefühl aufgelöst wird.

»Stellen Sie sich vor, Sie würden morgens in der U-Bahn zu singen beginnen (...) Die Menschen würden Sie doch für verrückt halten, jedenfalls für seltsam. Es gibt eine regelrechte Sing-Scham in Deutschland. Es ist peinlich, zu singen. Singen ist aus dem öffentlichen Raum verbannt worden, wurde gewissermaßen privatisiert. Man singt vielleicht noch für sich – in der Badewanne, bei der Hausarbeit, beim Autofahren oder auf dem Fahrrad.«[4]

Mitentscheidend für die heutige deutsche Sing-Scham ist ohne Zweifel der Missbrauch des Singens durch die Nationalsozialisten, der in der Scheußlichkeit gipfelte, zur Vernichtung selektierte Menschen singend in den Tod zu schicken. Von daher ist Theodor Adornos Urteil, Musik als pädagogisches Mittel sei *nach* Auschwitz etwas zum »Schaudern«[5], nachvollziehbar. Es ist »als Ausdruck des tiefen Entsetzens über den umfassenden Missbrauch«[6] zu verstehen. Insofern sind auch die überdauernde Abwehr und Skepsis bezüglich des gemeinschaftlichen Singens – außerhalb von Reservaten wie Gottesdiensten und institutionalisierten Chortreffen – in ihren politischen, geschichtlichen und gesellschaftlichen Zusammenhängen zu sehen.

Bestätigt wird diese überdauernde Skepsis auch durch die alkoholisierten Stimmentfaltungen nach dem Fußballspiel

oder das heute anachronistisch wirkende gesungene Marsch-
lied: »Ein Lied (...) zwei, drei (...)!«

»Deswegen ist es wichtig, dass in einem Milieu der Freiheit gesungen wird. Freiwilligkeit und der Verzicht auf
Zwang sind entscheidend. Musik ist natürlich ambivalent.
Wie ein Medikament. Sie kann heilen, und sie kann – über-
spitzt gesagt – töten.«[7]

Musik wirkt. Und deswegen ist es wichtig, zu lernen, mit
ihrer Wirksamkeit verantwortungsvoll umzugehen. Dies beträfe dann die Ausbildung von ErzieherInnen, LehrerInnen,
SozialpädagogInnen und allen anderen im pädagogischen
Feld Tätigen. Es beträfe auch die Aufklärung junger Eltern
von kleinen Kindern ... Eine solche Aufklärung wäre heute
die geeignetere Antwort einer Lehre aus Auschwitz als die
von Theodor Adorno. Denn »es kann doch nicht richtig
sein, aus Angst vor der Manipulation (...) auf das Singen
(...) ganz zu verzichten (...). Das (ist) ein paradoxes sich
selbst halbierendes Verhalten, aus der eine sterile Gesellschaft entkernter Rationalität hervorgegangen ist, die keine
Kultur des Empfindens und der Empfindsamkeit entwickeln
kann (...). Denn im Singen verbinden sich Rationalität und
Emotionalität. So entsteht eine balancierte Empfindsamkeit
(...). Die Lebensqualität einer Gesellschaft (kann) daran gemessen werden, inwieweit·sie eine lebendige Alltagskultur
des Singens hervorbringt«.[8]

Eine lebendige Alltagskultur des Singens fördert die Fähigkeit, auch auf den Mitsingenden zu hören, diesen wahrzunehmen, das heißt, den anderen durch die Eigendarstellung nicht zu übertönen, ihn darin nicht untergehen zu
lassen. Singen und Hören, Eigendarstellung und Fremdwahrnehmung gehören eng zusammen. »Deswegen können
Menschen, wenn sie gemeinsam singen, so viel mehr lernen

als Melodien und Rhythmen. Sie lernen, aufeinander zu hören. Sie lernen, aufeinander Rücksicht zu nehmen, und sie erfahren, Teil einer Gemeinschaft zu sein. Und das alles geschieht mit der ganzen emotionalen Körperlichkeit. Und, ich meine, diese Haltung des aktiven Zuhörens ist eine Grundtugend des sozialen Miteinanders.«[9]

Dieses soziale Miteinander beginnt schon, wenn die schwangere Frau ihrem noch ungeborenen Kind etwas vorsingt. Und wenn der werdende Vater vielleicht auch mal mitsingt, so mag das für diesen zunächst ungewohnt sein. Aber spätestens nach der Geburt wird er merken: Sein Kind wehrt ihn mit seinem sachten Singen weder ab noch lacht es ihn später dafür aus. Im Gegenteil. Dann kann es sogar vorkommen, dass beim abendlichen Zu-Bett-Bringen das Lied »Weißt du, wie viel Sternlein stehen (…)« mindestens zehn Strophen haben muss. Vielleicht entdecken dabei die Eltern gemeinsam, welche salutogenetischen Möglichkeiten das abendliche Zu-Bett-Geh-Ritual in sich birgt. Dann können sie sich ablösen und *gelassen* dem Kind etwas erzählen oder vorlesen und zum Abschluss noch vorsingen bzw. gemeinsam singen. Und wenn die Eltern zunächst nicht gelassen, sondern noch recht angespannt sind, können sie *zuerst* etwas vorsingen und darüber *selber* zu einer größeren Gelassenheit kommen, die sich dann weiter auf das Kind überträgt. Und so, wie in der Gelassenheit und der Geborgenheit beim Vorlesen das Kind eine freudige und bejahende Einstellung zum selbstständigen Lesen bekommt, gewinnt das Kind über das Vorsingen bzw. gemeinsame Singen auch einen positiven Bezug zum eigenen Singen.

Wenn unsere Patientinnen und Patienten mit seelischen Traumatisierungen oder chronischen Schmerzen noch zum Singen motiviert werden können, dann sind es sehr oft positive Erfahrungen aus dem Gutenachtritual oder aus der Kindergartenzeit heraus, die sie trotz aller späteren Beschämungen das Singen wagen lassen.

Bedauerlich erscheint dabei nur, dass es erst des geschützten Rahmens der Therapie bedarf, um die heilsamen und gesundheitsförderlichen Kräfte des Singens neu zu entdecken. Wenn nur genügend Eltern wüssten, dass das Singen beim Gutenachtritual – pointiert ausgedrückt – so etwas darstellt wie eine Impfung *gegen* Ängste und Depressionen beziehungsweise *für* mehr Gelassenheit und Lebensmut, dann könnte dies vielleicht immer mehr Eltern motivieren, sich abends für eine gute halbe Stunde vom Fernsehen und/oder Computer wegzubewegen, um ihre Kinder über die Gutenachtgeschichte und das abendliche Vorsingen in den Schlaf hineinzubegleiten. Und immer mehr Kinder würden mit diesen verinnerlichten Beziehungserfahrungen später als Erwachsene auch ihren eigenen Kindern wieder vorlesen und etwas vorsingen …

Und dies wäre sowohl für die Eltern wie auch für die Kinder bedeutsam für deren

* soziale Kompetenz,
* Lernfähigkeit und
* Gesundheit.

XII
Singen und lernen mit Kindern

»Das Singen mit Kindern ist durch nichts zu ersetzen.
Viele Kinder werden heute mit CDs und dem Fernseher groß. Dabei
braucht das Singen die unmittelbare Erfahrung, das Körpergefühl. Es
macht bereits einen emotionalen, körperlichen Unterschied, ob ein Kind
in den Schlaf gesungen wird oder ob es eine Spieluhr hört.«

Hermann Rauhe

Zwei Szenen:
1) Die Kinder eines ersten Schuljahres üben ein neues Lied
ein. Spontan meldet sich ein Kind:»Ich kann das schon
aus dem Kindergarten, soll ich das mal vorsingen (...)?«
Die Lehrerin (Zweitautorin) freut sich, bittet die Schülerin, das Lied vor der Klasse vorzusingen, was die Schülerin dann auch ohne zu zögern macht.
2) Der Referent (Erstautor) einer Vortragsveranstaltung be-
richtet den Zuhörerinnen und Zuhörern von eben dieser
kleinen Episode mit der Schülerin, die sich spontan meldete, das Lied vorzusingen, was die Klasse gerade ein-
üben wollte. Etwas boshaft fügt der Referent hinzu, dass
es jetzt in einem kleinen Experiment darum gehe, zu zeigen, wie die »Grauen Herren« aus Michael Endes »Momo« tatsächlich allgegenwärtig seien, uns alle beherrsch-
ten und nur das Produkt, das zensierbare Ereignis gelten
lassen würden. Es zähle nur das, was zählbar sei. Eben
für dieses Experiment brauche der Referent jemanden

aus dem Zuhörerkreis, der wie die kleine Schülerin nach
vorne kommen, dann ein Lied singen und vielleicht noch
ein Selbstbildnis malen sowie zum krönenden Abschluss
einen Purzelbaum schlagen möge. Die Folge dieser An-
frage: betretenes Schweigen, verlegenes Kichern in den
hinteren Reihen, in den vorderen Reihen blankes Entsetzen und unruhiges Hin-und-her-Rücken auf den Stühlen.
Wen von den 150 Anwesenden wird es treffen!? Dann,
nachdem man sich einige Sekunden nach einem poten-
ziellen »Opfer« umgeschaut hat, spürbare Erleichterung,
als der Referent mitteilt, dass es bei diesem Experiment
nicht darum gehe, dass jemand nun tatsächlich nach vorne komme und etwas vorführe, sondern darum, was für
Gefühle die Teilnehmer soeben verspürt hätten. Und diese Gefühle seien wohl insgesamt – wie die Reaktion im
Saale gezeigt habe – unter einen Begriff zu bringen, nämlich: Scham! Die meisten hätten sich in der gedanklichen
Vorwegnahme sehr wahrscheinlich als Versager erlebt,
die sich bodenlos blamiert hätten. Diese Selbstverurtei-
lung hätte aber niemand im Saale ausgesprochen, vielmehr komme dieses Urteil von den jeweils *verinnerlich-*
ten »Grauen Herren«.

Wie wird die Schülerin, die sich noch spontan meldete, das
Lied vor der Klasse vorzusingen, später zu einem möglichen
Opfer der »Grauen Herren«, das sich in Grund und Boden
schämt, vor anderen Menschen ein Lied zu singen? *Diese*
Schamgeschichte ist sehr wohl noch von der im vorausgegangenen Kapitel beschriebenen politisch-historisch be-
gründeten Scham beim Singen zu unterscheiden, wirkt aber,
was das Nicht-Singen angeht, durchaus gleichsinnig.
Was hier für das singende Kind zu beachten ist, gilt eben-

so für das malende, turnende, tanzende, aufsatzschreibende Kind: Im schöpferischen Prozess sind wir es *selbst*, die wir uns in unserer leibseelischen Einheit darstellen und dann auch in dem schöpferischen Produkt wiederfinden. In dem eben genannten Zusammenhang: Das zu Ende gesungene Lied *ist* das Kind. Wird dann das Lied mit Noten bewertet – und im Zweifelsfalle schlecht bewertet und damit entwertet –, wird auch das Kind entwertet. Es ist ein fataler Irrtum, zu meinen, über Ergebnisorientierung und Leistung, d. h. über Noten, mehr Seriosität und Reputation in den schöpferischen Fächern zu erlangen und vielleicht auch die deutsche Schamgeschichte des Singens besser überwinden zu können. Dieser Irrtum ähnelt sehr dem des »Roten Mannes« aus dem »Kleinen Prinzen« von Antoine de Saint-Exupéry: zu meinen, dass nur das zähle, was zählbar sei. Ebenso liegt dieser Irrtum auch der verhängnisvollen Ideologie der »Grauen Herren« zugrunde, die mit ihrem »schneller und besser« nur das Produkt und dessen Bewertbarkeit sehen. Und von den »Grauen Herren« sind wir alle infiziert – als Opfer und als Täter. Die Beschämungen, die wir in unserem eigenen schulischen Werdegang erlitten haben, geben wir weiter, ohne so recht zu wissen, was dabei geschieht.

Erlittene Beschämungen führen zu Angst vor neuen Beschämungen. Angst aber ermöglicht nur ein Lernen, das das rasche Ausführen von einfachen Handlungen zum Ziele hat: Schnell nach links laufen, wenn der Löwe von rechts kommt. Fest auf die Bremse treten, wenn unverhofft ein Hindernis auftaucht – und schon das ist falsch –, machte die Erfindung des Antiblockiersystems für die Bremsen erforderlich.

Wer z. B. Prüfungsangst hat, kommt oft noch nicht einmal auf einfache, nur etwas Kreativität erfordernde Lösungen, die er normalerweise ohne Angst schon gefunden hätte. »Wer unter dauernder Angst lebt, der wird sich leicht in seiner Situation ›festfahren‹, ›verrennen‹, der ist ›eingeengt‹ und kommt ›aus seinem gedanklichen Käfig nicht heraus‹ – unsere Umgangssprache ist voller Metaphern, die den unfreien kognitiven Stil, der sich unter Angst einstellt, beschreiben.«[1] Denn *verhindert* wird durch Angst das lockere Assoziieren, das für die Lösung komplexer Probleme unbedingt erforderlich ist.

Was bei körperlicher Gefahr meist sinnvoll ist, »erweist sich in der Wissensgesellschaft als Nachteil. Jeder Betrieb kennt die Regel, dass man beim Brainstorming, also beim gemeinsamen Suchen nach neuen ungewöhnlichen Ideen zur Lösung eines Problems, eines nicht darf: Kritik üben. Denn Kritik macht Angst, und wer Angst hat, kann nicht mehr kreativ sein. Wenn jedoch keine Angst da ist, sind die Gedanken freier, offener und weiter (…) Was Kinder in 30 Jahren können sollen: Probleme lösen, von denen wir heute nicht einmal ahnen, worum sie sich handeln könnten. Damit ist jedoch klar, dass es nicht nur (und möglicherweise nicht einmal in erster Linie) darauf ankommt, *was* gelernt, sondern vor allem, *wie* es gelernt wird. Denn dies bestimmt darüber, ob es später angewendet werden kann oder nicht. Emotion und Kognition, Gefühl und Denken, sind eng miteinander verbunden (…) Unser Gehirn lernt immer. Sorgen wir dafür, dass dieses Lernen in einer positiven emotionalen Umgebung stattfindet, denn nur dann – so die Gehirnforschung – werden unsere Kinder in 30 Jahren in der Lage sein, das Gelernte nicht nur herzubeten, sondern es zur Lebensgestaltung und Problemlösung aktiv zu nutzen!«[2]

Der eben beschriebene verhängnisvolle Teufelskreis von Beschämtwerden und Selber-wiederum-andere-Beschämen muss also für ein Lernen, mit dem die Zukunft gemeistert werden soll, durchbrochen werden. Und er kann z.B. durchbrochen werden, wenn in den schöpferischen Fächern in der Grundschule das Ergebnis, das Produkt nicht benotet wird. Was aber nicht ausschließt, dass der Einsatz und das Durchhaltevermögen des Kindes pädagogische Hilfen erfahren. Nach Noten richtig singen wird am besten *gemeinsam* geübt und ist auf diese Weise am wenigsten beschämend. Und die Gemeinsamkeit ist – wie schon erwähnt – die stärkste Hilfe, etwas richtig zu erlernen. Übereinstimmung – auch im Singen – zu finden ist ein intrinsisches Motiv, das nicht der Motivations»hilfe« durch Beschämung bedarf. Beschämung aber, die irgendwann in Selbstverachtung einmündet, ist der Beginn sowohl vieler verhängnisvoll-destruktiver psychischer und psychosomatischer Prozesse als auch eines zukunftsuntauglichen Lernens.

Salutogenetisch gewendet heißt das: Ein Lernen ohne Beschämung und Angst vor neuen Beschämungserfahrungen ermöglicht, die Welt, wie sie sich mir zeigt, zu verstehen und Vertrauen in die eigene Kompetenz auch noch mit 60 Jahren zu haben. Und Verstehen und Vertrauen sind schon zwei der drei entscheidenden Elemente für das die Gesundheit bestimmende Kohärenzgefühl.

Das Bild so stehen lassen, wie es vom Kind geschaffen worden ist, und das Lied so gelten lassen, wie es aus der Kehle kommt! »Wie still wäre es im Wald, wenn nur die besten Vögel sängen« – heißt es in einem Sprichwort aus dem Baltikum. Aber genau diese Stille haben wir in Deutschland …

Wenn aber Singen – wie die Schulversuche des Schweizer Musikpädagogen Ernst-Waldemar Weber zeigen – in einem dreistündigen singzentrierten Unterricht pro Woche auch auf Kosten der Hauptfächer in eben diesen Hauptfächern nach drei Jahren zu besseren Leistungen führte als in einer Kontrollgruppe, die mehr Unterricht in den Hauptfächern, aber weniger Musikunterricht erhielt, dann sollte uns dies nicht nur zu denken geben, sondern uns laut davon singen lassen.[3]

Allerdings: Musik im Allgemeinen und Singen im Besonderen wirken auf die seelische Verfasstheit und die Lernfähigkeit eines Menschen nicht »monokausal-linear« wie eine materielle Droge. Hierauf hat insbesondere immer wieder Theo Hartogh hingewiesen[4]. Entscheidend ist dabei, dass wir möglichst vom Wiegenlied an eine positive Beziehung zu Klängen, das heißt eine positive emotionale Erfahrungsgeschichte mit Musik haben. Auch neue, zunächst ungewohnte Klangfolgen werden dann vor diesem Erfahrungshintergrund und auf ihre strukturelle Verwandtschaft mit Bekanntem hin »abgehört«. Bedeutend ist also für die »Wirkung« von Musik, auch im pädagogischen wie im therapeutischen Feld, die emotionale Vermittlungsgeschichte von Klängen vor einem bestimmten soziokulturellen Hintergrund.

Für den konkreten Musikunterricht in der Schule sind zugleich noch situative Faktoren mit zu berücksichtigen, z. B.:

- Aus welchen Volksgruppen kommen die Kinder?
- Wie lange schon haben die Kinder welche Erfahrungen mit der Musik unseres Kulturkreises?
- Wie ist ihr Verhältnis zu Liedern, die mit dem christlichen Glauben verknüpft sind?
- Wird in der Familie des Kindes aktiv musiziert? Wenn ja, womit? Wird auch gesungen? Wenn ja, was?

Die Liste zu den unterschiedlichen musikalischen Vorgeschichten der Kinder ließe sich noch fortsetzen. Unbeschadet dessen kann jedoch eines festgehalten werden: sofern die Beziehung zu der Lehrerin/dem Lehrer gut ist, d. h. die Kinder sich mit ihr bzw. ihm gerne identifizieren, werden in der Regel die meisten Kinder auch gerne und begeistert mitsingen. Und sie werden auf diese Weise ein wichtiges Kapitel positiver Vermittlungsgeschichte von Musik erleben. Es wird auf diese Weise insgesamt aber nicht ein positiver Einfluss *durch*, sondern *mit* Musik erwirkt.[5]

Und zur Musik gehört das zeitliche Maß einschließlich Pause, d. h. Stille, in und nach einem Werk. Entzeitlichte Dauerberieselung vom Kaufhaus bis zum Walkman macht für differenzierte Innen- und Außenwahrnehmung taub.

Die »Holtgast Hotpipers« – Schüler machen Straßenmusik

Ein Schulprojekt für acht- bis zehnjährige Schüler, das mit sparsamen Mitteln, dafür aber mit viel Witz und Begeisterung ein sicherlich eindrucksvolles Kapitel »Vermittlungsgeschichte« von Musik ermöglicht, beschreibt der Grundschullehrer Burkhard Theiner:

»Flöten (…)
– schaden dem Lehrerohr;
– fiepen ständig durcheinander;
– spielen meist zu largo (und das auch noch falsch!);
– tropfen am unteren Ende;
– werden zu Hause vergessen, wenn man sie doch mal braucht;
– sind viel zu teuer;
– kann man nicht einmal richtig stimmen;
– widersetzen sich jeder rhythmischen Begleitung;
– kommen nicht ohne Notenblätter und Notenständer aus.
Doch allen Vorurteilen zum Trotz führte ich schon vor einigen Jah-

ren in meiner damaligen Klasse (Jahrgangsstufe 3/4) täglichen Flötenunterricht ein.

Die Methode:
- jeden Morgen mit allen Kindern 15 Minuten flöten;
- Fingergymnastik;
- Auswahl besonders schwungvoller Musikstücke (Beatles & Co);
- Gitarrenbegleitung;

führte erstaunlich schnell zu ansprechenden Ergebnissen. Überraschend war, dass einige Schüler in den Pausen freiwillig übten. Die Flöten machten sich selbstständig in der Freiarbeit und im Elternhaus breit! Ein Vater berichtete fassungslos: ›Mein Sohn schließt sich nach dem Essen im Badezimmer ein und übt Flöte!‹

Bereits nach kurzer Zeit beherrschen die Kinder schon ein kleines Programm, das wir sehr selbstbewusst auf dem Esenser Wochenmarkt vorstellten. Die Gruppe erregte Aufsehen. Es sammelte sich eine Menschentraube und Passanten ließen tatsächlich einen Hut herumgehen. Neben diesen Einnahmen, die immerhin für ein Eis für jedes Kind reichten, erhielten wir auch noch eine gute Pressenotiz, der bald die ersten Anfragen zu Auftritten folgten. Das Projekt ›Straßenmusik‹ hatte begonnen.

Wir nutzten jede Gelegenheit zu kleinen Ausflügen in die Stadt, um auf dem Markt, vor dem Rathaus oder in der Fußgängerzone zu spielen. In der Weihnachtszeit erhielt unsere Flötengruppe die ersten Einladungen zu Senioren-Weihnachtsfeiern der Gemeinde.

Die Jahre 2000 und 2001 brachten den ›Durchbruch‹. Vereine, Werbegemeinschaften, Gesamtgemeinde Esens, Kurverwaltung, Firmen, Landkreis Wittmund, Arbeitskreis Esenser Schulen buchten die Gruppe für ihre Veranstaltungen, der Name ›Holtgast Hotpipers‹ wurde erfunden und die erste CD produziert.

In der Zwischenzeit hat sich die Gruppe auf fünf Klassen an unseren vier Schulstandorten erweitert und meine Kollegin Mareike Weymann übernahm die musikalische Leitung. Sie sorgt für die Arrangements, während ich mich auf meine Rolle als Gitarrist konzentrieren kann.

Der Schulalltag wurde verändert (…)

- Wir gestalten den Stundenplan im Hinblick auf Proben und Auftritte deutlich flexibler.
- Der Schulflur Holtgast wurde zum Musikbereich umfunktioniert. Die ›Klingenden Stäbe‹ sind allen Kindern jederzeit zugänglich und werden sinnvoll genutzt. Hier erarbeiten immer wieder Schüler der Klassen 1 bis 3 Flöten- und Begleitstimmen unter Anleitung der Schüler des vierten Schuljahres. Der Lehreraufwand beim Vermitteln der bekannten Stücke an die jüngeren Jahrgänge geht dadurch deutlich zurück. Zum Schuljahresende ist jetzt regelmäßig ein fast nahtloser Übergang zu erwarten.
- Die Holtgast Hotpipers bestreiten regelmäßig einen Teil des in vierteljährlichen Abständen stattfindenden Forums der Schule, das Eltern, Angehörige und Anwohner in großer Zahl besuchen.
- Wir haben gemeinsam mit professionellen Straßenmusikern Konzerte für Kinder organisiert.
- Die Klassenelternschaften unterstützen die Hotpipers sehr engagiert.

Organisation des Probenbetriebs (…)
Die Hotpipers treffen sich nach Möglichkeit täglich in der Pausenhalle der Schule zu gemeinsamen Proben. Dabei kommen die Jahrgänge 3 und 4 zusammen. Zunächst werden die bekannten Stücke wiederholt, bzw. Aufwärmübungen durchgeführt. Dabei werden Fehler, die sich eingeschlichen haben, korrigiert.
Die Einführung neuer Stücke erfolgt durch
- Vorspielen der Originale von CD;
- schrittweise Erarbeitung durch Vorspiel-Nachspiel (nach Gehör);
- Erarbeitung und Einfügen der Begleitung (Klingende Stäbe, Gesangsparts (…)).
Grundsätzlich werden bei der Einführung der Stücke aus folgenden Gründen keine Noten verwendet:
- Notenmaterial ist zum Einsatz bei Straßenmusik ungeeignet.
- Wenn unsere Kinder nach Gehör spielen, sind sie lockerer und gehen besser auf ihre Mitschüler ein.

– Grundschüler lernen lieber durch Nachahmung, was die Spiel-
freude eindeutig fördert. (…)
Der jeweils nachrückende zweite Jahrgang wird im Klassenverband
vorbereitet. Wir starten sofort mit einem vollständigen Lied, für
das wir uns allerdings sehr viel Zeit nehmen. Sobald es halbwegs
›sitzt‹, können die Zweitklässler phasenweise an den Proben der
›Großen‹ teilnehmen. Wenn sie dann am Ende des Schuljahres zu
echten Hotpipers aufsteigen, beherrschen 85 % von ihnen drei bis
vier Lieder aus dem bestehenden Repertoire.
Und was ist mit den restlichen 15 %? Die lernen wahrscheinlich
nie alles – und das müssen sie auch nicht. Sie lernen auf jeden Fall,
Proben- und Auftrittsdisziplin zu üben, sie erleben gemeinsames
Musizieren, sie entwickeln ein sicheres Feeling für Rhythmen, Ab-
läufe etc. – für all das, was über bloße Technik hinausgeht und besonders schwer zu vermitteln ist.«[6]

In diesem Wald singen alle Vögel (…)

Im Unterschied zu anderen Projekten (wie z.B. des Musik-
lehrers Jens, siehe Kapitel 16) ist trotz der »Großartigkeit«
der Ergebnisse der Prozess des Lernens unter Beteiligung *aller Schüler* genauso wichtig wie das Ergebnis, das Produkt.
Dem Lehrer gelingt es offensichtlich auch sehr geschickt,
Verantwortung zu delegieren, dabei gleichzeitig zu motivieren und zu begeistern. Es geht dem Lehrer hier weniger um
die eigene Bestätigung als vielmehr um das gemeinsame Musizieren.
  Freilich muss bei anderen möglichen Projekten auch noch
der Unterschied bedacht werden, der mit anderen Altersstu-
fen gegeben ist. Pubertierende Schüler bringen für die Projektarbeit mehr Sprengstoff und Beziehungskonflikte mit
sich als Grundschüler. Beziehungskonflikte signalisieren

aber stets, dass nicht nur über die methodisch-didaktische Seite des Unterrichtes, sondern eben auch über die Beziehungen reflektiert werden sollte (siehe Kapitel 16).

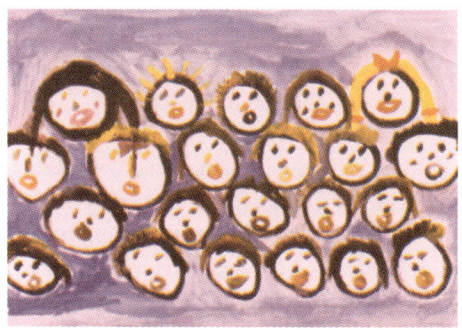

XIII
Salutogenese zur Friedensfähigkeit

»Die gewalttätigen jungen Männer unterscheiden sich zunächst wenig von ihren Altersgenossen, die aus vergleichbaren sozialen Verhältnissen stammen. Oft aber sind sie isoliert, ohne Anschluss, ohne Freunde, zuweilen gehören sie zu kleinen isolierten Gruppen, die sich um einen Anführer scharen. Nicht selten geht ihrer Wendung zu rechten gewalttätigen Gruppen eine soziale Demütigung voraus. Sie sind beruflich oder schulisch gescheitert. Wenn sie dann ehrgeizige und aufstiegsorientierte Eltern haben, an deren Ambitionen sich die Selbsteinschätzung Jugendlicher schließlich bemisst, müssen sie ihr Scheitern als Entwertung ihrer ganzen Person empfinden. Sie entsprechen ihren Selbstbildern oder Ich-Idealen nicht und verachten sich folglich selbst. Selbstverachtung, also das Gefühl, auf Grund der eigenen Schwäche, Mängel, Ohnmacht sozial ein Nichts zu sein, ist von der Annahme, verachtet zu werden, nicht zu trennen.

Selbstbilder bilden sich auf dem Weg der Internalisierung früher Bezugspersonen und vertreten die Außenwelt. Hass und Neid sind die notorischen Begleiter einer verinnerlichten Instanz, die beschämt.

Von der sozialen Ohnmachtserfahrung zur Selbstermächtigung (…) ist dann nur noch ein kleiner Schritt. Gewalt schafft ja für Momente das Gefühl, Macht zu haben, wenn es auch eine destruktive Macht ist.«

Sigrun Anselm

Nicht wenige der bislang beschriebenen Wege – ohne destruktive Beschämungserfahrungen – führen sowohl zu einer sicheren Identität als auch zum Fairplay. Diese ermöglichen ein starkes Kohärenzgefühl als Grundlage seelischer und körperlicher Gesundheit. Dieselben Wege mit den genannten Zwischenstationen »sichere Identität« und »Fairplay« führen auch zur Friedensfähigkeit. In unserem Zusammenhang heißt das sowohl für die Lehrkräfte wie für die Schüler und Schülerinnen, die eigenen destruktiv-aggressiven Impulse meistern zu können und diese nicht auf ausgewählte Opfer aus dem Gesamtsystem Schule lenken zu müssen.

Grundlage von Friedensfähigkeit ist unter anderem eine *sichere Identität*. Diese hält *Gelassenheit* gewissermaßen als ein genügend großes Gefäß bereit, in dem heftige Gefühle und Impulse – so auch destruktiv-aggressive Impulse – nicht so rasch überschwappen.

Andreas, gerade 18 Jahre alt, als er bei uns stationär aufgenommen wurde, verfügte über keine Gelassenheit. Mit seinen 18 Jahren hatte er damals durch Brandstiftungen bereits 2,5 Millionen DM Schaden angerichtet. Auch der Vater war Brandstifter. »Ein richtiger Feuerteufel, der Angst und Schrecken verbreitet hat (...)« Als Andreas davon erzählt, klingt doch etwas Stolz in seiner Stimme mit. Ansonsten ist Andreas auf sich selbst wenig stolz. Als Kleinkind bereits im Heim, zwischendurch Pflegeeltern, dann wieder Heimaufenthalte. Zunehmende Schulschwierigkeiten und Verhaltensauffälligkeiten mit Beginn der Vorpubertät. Als seine erste wesentliche Partnerschaft nach Monaten Knall auf Fall von der Freundin beendet wird, kommt es zur ersten Brandstiftung. Es hätte aber auch jeder andere Anlass dazu führen können, wenn er nur kränkend genug gewesen wäre.

In den Gesprächen zeigt sich die zwiespältige Einstellung, die Andreas zu den Brandstiftungen hat. Einerseits sieht er schon das Elend, das er damit angerichtet hat, auch, dass er mit 2,5 Millionen Mark Schulden sozusagen sozialen Selbstmord begangen hat; andererseits war es doch eine Inszenierung von Grandiosität und Allmacht. Faszinierend als Verursacher von Entsetzen dazustehen. Dieses Erleben stand gegen Elendigkeits- und Selbstauflösungsgefühle sowie gegen den Selbsthass, den Andreas in sich verspürte.

Andreas hat in der Therapie viel gemalt. Zunächst waren es grandios-martialische Bilder, in denen er sich als Retter oder als Gewalttäter darstellte. Diese Bilder zeigte Andreas seinem Therapeuten, der dabei gelassen blieb. Dies meinte jedoch nicht Gleichgültigkeit, sondern war mit der Bemerkung verknüpft, dass es gut sei, anhand dieser Darstellungen sich in Ruhe das anschauen zu können, was in Andreas vorgehe. Auf diese Weise könne Andreas etwas über sich erfahren. Zum Beispiel, was durch solche impulshaften Taten noch an Schlimmerem habe verhindert werden sollen – wie möglicherweise ein Suizid. Und ob es für eben diese Art der Verhinderung eines Schlimmeren auch Alternativen geben könne.

Annäherungsweise hatte Andreas wohl die Haltung seines therapeutischen Gegenübers verstanden. Er fühlte sich nicht verurteilt, sondern annehmend wahrgenommen. Zugleich spürte er auch, dass sein Gegenüber ihm zutraute, sich mit sich selbst auseinander zu setzen und darüber sich selber besser organisieren zu können.

Über diese Phase, in der er sich angenommen fühlte, gelangte Andreas dahin, wo er extrem verletzlich und beschämbar war: zu seinen Tagträumen und Sehnsüchten. Indem er diese bildnerisch darstellte, geschah etwas ganz Wesentliches. Nämlich die Wandlung vom Ohnmacht und Beschämung erleidenden dummen kleinen Jungen zum *selbst gestaltenden* Subjekt. Über das Malen *gestaltete er selbst* jetzt seine Welt. Und die Erfahrung, vermöge eigener Reflexionen Wesentliches über sich selbst zu erfahren, sowie das Erleben, das in der Eigenwahrnehmung Erfahrene gestalterisch vermitteln zu können, stellten die ersten Mosaiksteine einer sicheren Identität dar. Als Andreas eines seiner letzten Bilder kommentierte, sagte er sinngemäß: »Sowohl der große Fisch, der zuschnappt, als auch der kleine, der gefressen wird, bin ich selber (…) Ich fresse und bin gefressen worden (…)« Andreas hatte das Dilemma seiner Opfer-Täter-Geschichte erfasst, war zugleich zu sich selbst auf Distanz gegangen, konnte Gelassenheit entwickeln. Er hatte hiermit den ersten Schritt getan, die Gewalttätigkeit des Vaters und seine eigene Gewalttätigkeit nicht mehr als Identitätsprothesen benutzen zu müssen.

In der Gewitterzone seiner pubertären und nachpubertären Identitätssuche, die zusätzlich von einer äußerst negativen vorpubertären Selbsteinschätzung verdunkelt war, blitz-

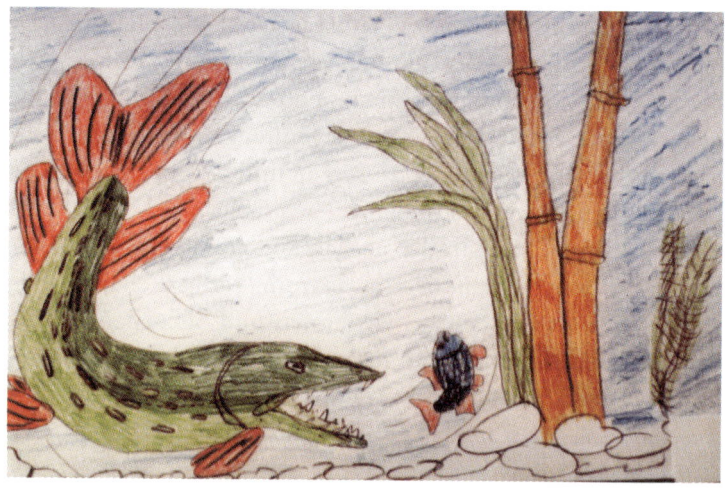

ten aber noch lange ein starkes Bedürfnis nach Anerkennung sowie die Verwundbarkeit bei Ablehnung auf. Seine Stimmung schwankte zwischen himmelhoch jauchzend und zu Tode betrübt. Über äußere und innere Hilfsquellen, die eine ausreichende Stabilisierung ermöglicht hätten, verfügte er zunächst kaum.

In diesem Zusammenhang verwundert es auch nicht, dass Andreas – wie auch die anfänglichen Bilder deutlich werden ließen – der rechtsradikalen Szene sehr nahe stand. Der Rechtsradikalismus lieferte ihm durch die Prothese Nationalität eine Stütze für die Identität und das Selbstwertgefühl sozusagen frei Haus. Und es waren dann ausgewählte Feinde, die seine Identität zu bedrohen und zu zerstören schienen: Menschen, die in irgendeiner Weise anders waren und durch ihr Anderssein seine eigene extrem brüchige Identität noch mehr in Frage stellten.[1]

In solch einer krisenhaften Entwicklung werden – wie bei Andreas – Selbstverachtung und Selbsthass gewöhnlich auf »die Fremden« projiziert und an diesen bekämpft. Selbsthass wird in Fremdenhass umgewandelt. Destruktiv-aggressives Handeln ermöglicht Grandiosität und Lebensfülle. Die Impulse, ein Haus anzustecken oder die Welt anzustecken, unterscheiden sich so gesehen nur wenig.

Eines wurde dann im weiteren Therapieprozess mit Andreas auch noch deutlich: nämlich dass die produktive Wendung innerer Not ins Kreative – über die Wandlung vom erleidenden zum selbst gestaltenden Menschen, der über selbst geschaffene Bilder seine Vergangenheit versteht und seine Zukunft neu entwerfen kann – auch eine düstere Alternative hat. Und das ist die so genannte Schreckenstat. Auch in dieser vollzieht sich die Wandlung vom erleidenden Menschen zum selbst gestaltenden Subjekt – zumindest für eine kurze

Zeitspanne. Hierzu gehören Brandstiftungen, Suizide und Amokläufe, Letztere oft mit einem Suizid verknüpft. Das Triumphgefühl wird dabei zumeist nur vorweg in der Fanta-

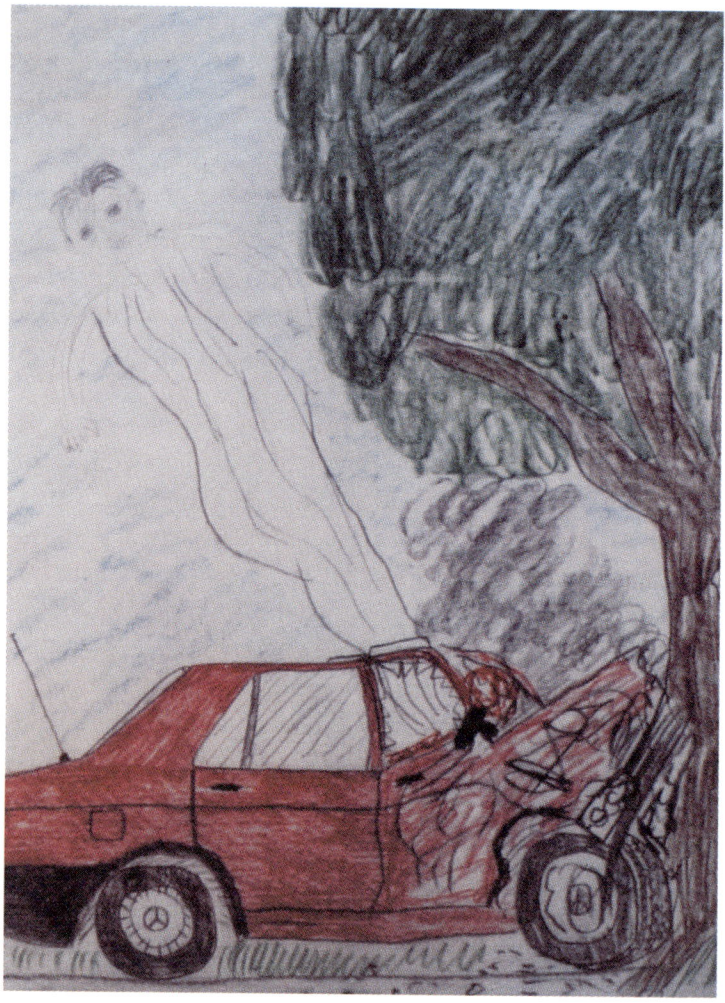

sie erlebt. Der Suizid macht deutlich, welche Grenzen dem Triumph gesetzt sind. Von daher sind schöpferisch-gestalterische Möglichkeiten, die von frühester Jugend an den Kindern vertraut sind, wichtige Alternativen zu Destruktion und Selbstzerstörung in der Wandlung vom erleidenden zum selbst gestaltenden Menschen.

Beispielhaft hat der Erstautor dies an dem Schicksal seines Patienten Hieronymus B. aufzuzeigen versucht, der sehr wahrscheinlich ohne seine im kindlichen Spiel bereits erworbenen schöpferisch-bildnerischen Fähigkeiten zu einem Monstrum geworden wäre.[2] Hieronymus verstand seine salutogenetischen Ressourcen zu nutzen – und entging so der Katastrophe.

Verschiedene salutogenetische Wege zur Friedensfähigkeit sind bereits schon in einigen Kapiteln dieses Buches beschrieben worden.

Zum Beispiel:

- Der Lächeldialog und seine späteren Variationen z. B. im Kunstunterricht.
- Der spielerische Dialog bzw. das dialogische Spiel im Hinblick auf eine reichhaltige affektu-sensomotorische Erfahrung für die leibhaftige Basisidentität sowie die narrative Identität.
- Die Entfaltung von Kompetenz.
- Die Förderung von Selbst- und Fremdwahrnehmung z. B. im Singen, Theaterspiel, Sport als Zusammen-Spiel (...)

Die Erfahrung, in der Eigendarstellung wahrgenommen worden zu sein, befähigt auch – und das sei bewusst etwas feierlich ausgedrückt – die Antlitzhaftigkeit eines Du, d. h. eines Gegenübers, wahrzunehmen. Und nur diese Fähigkeit ermöglicht, dass die *gesunden Aggressionshemmungsmecha-nismen*, über die wir Menschen auch verfügen, aktiviert werden, wenn wir voller Zorn einem Menschen von Angesicht zu Angesicht gegenüberstehen und den Impuls haben, diesen zu erschlagen, zu erstechen, zu erschießen.

Der unglückselige maskierte Schüler, der im April 2002 in Erfurt Lehrer und Mitschüler erschoss, konnte spontan diese Fähigkeit offensichtlich nicht ausreichend zeigen.

XIV
Maskierungen des Menschlichen

»Ich kenne einen Planeten, auf dem ein puterroter Herr haust. Er hat nie den Duft einer Blume geatmet. Er hat nie einen Stern angeschaut. Er hat nie jemanden geliebt. Er hat nie etwas anderes als Additionen gemacht. Und den ganzen Tag wiederholt er wie du: Ich bin ein ernsthafter Mann! Ich bin ein ernsthafter Mann!«

Antoine de Saint-Exupéry

In der Medizin ist es üblich geworden, weniger von Ärzten, Schwestern, Krankengymnasten … zu sprechen als von »Leistungserbringern«. Nicht mehr der Mensch, der – in der Begegnung mit den Patienten – etwas bewirkt, ist angesprochen. Vielmehr wird seine Identität durch die definierte Leistung, die er erbringt oder zu erbringen hat, bestimmt. In manchen Veröffentlichungen zur Psychotherapie wird diese Leistung sogar als »Dosis« bezeichnet.

Hintergrund dessen ist die Meinung, über solch eine Herangehensweise wirtschaftliche und wissenschaftliche Probleme »in den Griff zu bekommen«. Das Unzuverlässige, das Unberechenbare, das Spontane am »Faktor Mensch« soll »ausgeschaltet« werden. Aber so etwas, das von den »Roten« oder »Grauen Herren« – Letztere reduzieren in Michael Endes meisterhafter Erzählung »Momo« den Menschen auf das, was er in einer bestimmten Zeiteinheit erarbeitet – ausgedacht wurde, ist eigentlich ziemlich dumm. Denn zugleich wird auch etwas sehr Kostbares mitausgeschaltet, das für das Gelingen *jeder* Behandlung mitentscheidend sein kann: nämlich die Beziehung zwischen Arzt (Schwester, Physiotherapeut …) und Patient. In den Richtlinien, die von den medizinischen Fachgesellschaften zur Behandlung definierter Krankheitsbilder herausgegeben werden, wird »Beziehung« aber kaum bzw. gar nicht thematisiert.

Offensichtlich sind Abwandlungen dieser Weltsicht der »Roten/Grauen Herren« auch in die Schulpädagogik übergeschwappt. Schüler – wie auch Lehrer – werden als Leistungserbringer definiert, d. h. wörtlich: eingegrenzt. Förderliche oder destruktive Beziehungen werden aus Lernprozessen (scheinbar) ausgeblendet oder ausdrücklich verneint, was im Grunde gar nicht möglich ist, da schließlich auch eine »rein sachliche Beziehung« *dennoch* eine zwischenmenschliche Beziehung bleibt. Unterricht ist dann allerdings nicht mehr ein konstruktives dynamisches Geschehen, in dem sich über Lächeldialoge mit wechselseitiger Eigendarstellung und Wahrnehmung Schüler wie Lehrer entfalten, sondern ein normierter Prozess, an dessen Zwischenabschnitten Leistung gemessen wird. Mit solch einer Denkweise werden dann auch zeitgleiche Tests für z. B. alle dritten Schuljahre einer Grundschule begründet.[1] Wenn aber Schüler wie Lehrer sich derart, als Leistungserbringer maskiert, begegnen, ist auch deren Antlitzhaftigkeit maskiert. Jedoch: Nur wenn diese Antlitzhaftigkeit wahrgenommen wird, werden Aggressionshemmungsmechanismen im Menschen aktiviert.

Wie es heißt, hörte der Erfurter Schüler erst mit seiner Raserei auf, als sein ehemaliger Kunstlehrer ihn nötigte, ihm unmittelbar aus nächster Nähe ins Gesicht zu schauen. Dann auch riss der Schüler seine Maske ab. Und es zeigte sich sein verschwitztes und zutiefst verzweifelt erscheinendes Gesicht.

Als ich (Erstautor) davon hörte, fiel mir mein Patient Andreas ein. Und auch seine unausgesprochene Frage: »Was muss ich noch alles tun, um endlich wahrgenommen zu werden?« Indem Andreas brandstiftend seine Notsignale sendete, wurde er endlich wahrgenommen. Fatale Notsignale!

Unterrichtseinheiten wie das Spiel »Ich sehe was, was du nicht siehst« (siehe Kapitel 2) können sehr hilfreich sein, Kindern das Gefühl zu vermitteln, wahrgenommen zu werden. Jede schöpferische Darstellung des Kindes, über die das Kind eben nicht nur als Leistungserbringer, sondern in seiner gesamten Identität wahrgenommen wird, fördert auch die Fähigkeit eines Kindes, seine Mitschülerinnen und Mitschüler umfassend, d. h. auch in ihrer Antlitzhaftigkeit, wahrzunehmen. Schöpferische Aktivitäten – in welchem Fach auch immer – sind wesentliche Elemente einer erfolgreichen Friedenserziehung. Dies erscheint umso wichtiger, als die Kinder im familiären Umfeld sehr oft mit den Medien konkurrieren müssen, um wahrgenommen zu werden. Kinder nehmen am Erwachsenenleben – sprich z. B. abendlichen Medienkonsum – uneingeschränkt teil, sind dabei. Die Aufmerksamkeit der Eltern wird aber zwangsläufig auf Grund hirnphysiologischer Mechanismen von den Medien absorbiert. Was gleichzeitig mit den Kindern geschieht und was diese mitteilen möchten, wird von den Eltern nur noch eingeschränkt wahrgenommen, wird eher passiv-distanziert wie das Fernsehprogramm selbst erlebt. Diese Haltung scheint sich auch auf andere Situationen zu übertragen. Die Kinder sind bei Partys, Vorträgen, Konzerten, Gottesdiensten »irgendwie« dabei, werden aber in ihrer Befindlichkeit und dem, was sie anstellen, eher gleichgültig wahrgenommen. Das, was dann als »Grenzenlosigkeit« kindlicher Eigendarstellung erscheint, erweist sich bei näherem Hinsehen als chronisches Defizit, wahrgenommen zu werden. Der Lächeldialog vertrocknet.

Insgesamt haben unter verschiedenen Einflüssen unserer soziokulturellen Gegenwart problematische Verhaltensmuster der Kinder, verbunden mit der Unfähigkeit, die Bedürfnisse anderer angemessen wahrzunehmen, schon im Kindergarten und in der Grundschule erheblich zugenommen. Bereits hier wird schon viel Kraft ausschließlich für Disziplinierungseinsätze absorbiert.

In dieser Situation empfiehlt sich ein »sozial-emotionales Lernen« für ein Fairplay in der ganzen Klasse bzw. Kindergartengruppe.[2] Fairplay meint, den anderen in seinen Bedürfnissen wahrnehmen und sich nach seinen Möglichkeiten entfalten zu lassen (siehe Kapitel 8).

FAUSTLOS

Sofern ein Kind keine Chancen hat, dieses Fairplay alltäglich in der Begegnung mit seinen Eltern und Spielkameraden zu erproben, bedarf es spezieller Übungen – am besten schon im Kindergarten und in der Grundschule –, um dieses Defizit auszugleichen. Als sehr geeignet hat sich das Lernprogramm FAUSTLOS mit seinen Versionen für Kindergarten und Grundschule erwiesen.[3,4]

FAUSTLOS soll die Fähigkeit vermitteln, die Gefühle anderer wahrzunehmen, zu verstehen und angemessen zu beantworten. FAUSTLOS zielt dabei auf

- Empathieförderung,
- Impulskontrolle,
- Umgang mit Ärger und Wut.[5]

Für die Lerneinheit »Impulskontrolle« eine Beispiellektion. Es geht um das »Aushandeln« und »Tauschen«:
»Anhand des Fotos einer Konfliktsituation werden die Kinder an diese beiden sozialen Fähigkeiten herangeführt, und es wird betont, dass diese wichtig zum Aufbau von Freundschaften sind.
Daniel und Franziska sind in der Bücherei. Daniel hat ein Buch über Dinosaurier entdeckt und möchte es ausleihen. Auch Franziska interessiert sich sehr für Dinosaurier und möchte das Buch ebenfalls gerne leihen.
Die Kinder identifizieren zuerst das Problem (Beide wollen das Buch leihen) und erarbeiten anschließend, welche Möglichkeiten eines Tausches es geben könnte (Was könnte Daniel als Tausch akzeptieren? Wie kann Franziska herausfinden, was Daniel gerne mag? Was könnte Franziska tun, wenn Daniel nicht tauschen möchte? usw.)
Die neuen Fähigkeiten werden schließlich im Rollenspiel vertieft und praktisch erfahrbar gemacht.
Für die Vermittlung der Lektionen im Kindergarten werden Fotokartons eingesetzt, die Kinder in verschiedenen sozialen Situationen zeigen. Auch bei dieser Version gibt es ein Anweisungsheft für die einzelnen Lektionen und ein Handbuch, das neben dem theoretischen Hintergrund alle Informationen zur Durchführung von FAUSTLOS enthält. Um die Vermittlung der Lerninhalte für Kindergartenkinder möglichst attraktiv und lernförderlich zu gestalten, umfassen die Materialien für Kindergärten auch zwei Handpuppen: einen Hund mit Namen ›Wilder Willi‹ und eine Schnecke mit Namen ›Ruhiger Schneck‹. Diese beiden Tiere sind in einigen Lektionen die Haupttransporteure der Lerninhalte.«[6]
»FAUSTLOS ist mehr als ein Präventionsprogramm zur Verhütung von Gewalt, da allgemeine sozial-emotionale

Kompetenzen gelernt und geübt werden. (…) Ziel ist die Entwicklung eines konfliktfähigen jungen Menschen. Konfliktfähigkeit ist auch eine Eigenschaft, die für das Demokratieverständnis, -erleben und -verhalten entscheidend ist.«[7]

FAUSTLOS richtet sich an *alle* Kinder einer Klasse bzw. einer Gruppe, so dass niemand als möglicher Täter oder mögliches Opfer dargestellt wird. »Jungen, die eher aggressives externalisierendes Verhalten zeigen, und Mädchen, die zur Internalisierung von Aggressionen neigen, lernen gemeinsam in den Rollenspielen nach Lösungen für Konflikte zu suchen.«[8]

Das Prinzip von Fairplay, das in FAUSTLOS mit konkreten Übungen umgesetzt wird, zielt primär auf eine verbesserte Wahrnehmung des Du und eine faire Lösung von Konflikten. Das Gegenüber wird als *menschliches* Gegenüber anerkannt und nicht als bloßer Funktionsträger, lästiger Konkurrent oder verdächtiger Fremdling eingeschränkt oder verzerrt wahrgenommen.

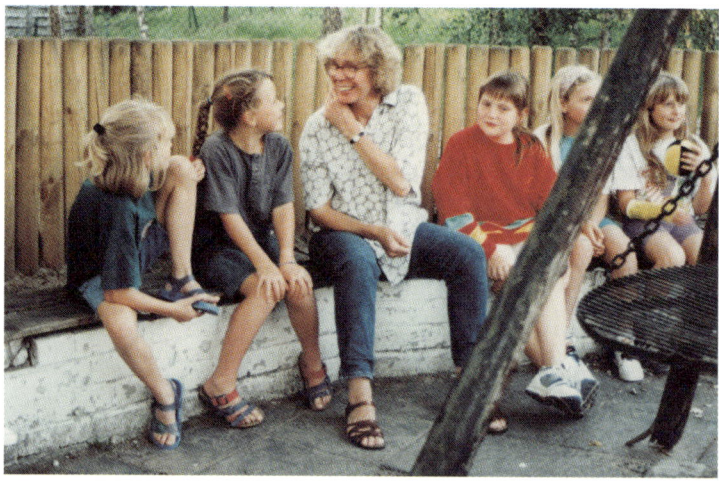

Fazit:
Das Gegenüber in seinen menschlichen Eigenschaften
wahrnehmen lernen meint, dass grundsätzlich die Möglichkeiten des Lächeldialoges und der angeborenen Ag-
gressionshemmung gefördert werden.

Und auch das ist salutogenetisches Lernen – und
schon lange bekannt:

»Und wenn ich weissagen könnte
und wüsste alle Geheimnisse und alle Erkenntnis (…)
und hätte der Liebe nicht,
so wäre ich nichts.
Wir sehen jetzt durch einen Spiegel
in einem dunklen Wort; dann aber von
Angesicht zu Angesicht. Jetzt erkenne
ich's stückweise; dann aber werde ich
erkennen, gleichwie ich erkannt bin.«

(1. Korinther, 13. Kp., Vers 1 und Vers 12)

XV
Vergiftungsfolgen für die Seele

»Die Frage, ob TV zum vermehrten Aggressionsverhalten führt oder
ob bereits aggressive Menschen häufiger Gewaltfilme etc. betrachten, (ist)
bereits seit langem bekannt. Die Studie von Johnson et al. bringt die
endgültige Bestätigung, dass vermehrtes TV-Sehen zu erhöhter
Aggressivität führt.«

Gerhard Schüßler[1]

Bereits vor einem Vierteljahrhundert wurde sehr eindring-
lich auf die fatalen Folgen für Lernfähigkeit und Gesundheit
durch vermehrten Fernsehkonsum im Kindesalter aufmerksam gemacht.[2] Auch der damalige Bundeskanzler Helmut
Schmidt empfahl schon einen »fernsehfreien Tag pro Woche« für eine verbesserte familiäre Kommunikation. Alles
ohne überzeugenden Erfolg. Eher im Gegenteil. Denn zu
dem Fernsehkonsum sind jetzt auch noch die Folgen des
Computergebrauchs gekommen, die zumindest teilweise
gleichsinnig wirken. In jüngster Zeit sind wieder Untersuchungen veröffentlicht worden, die sich mit den Folgen
des Fernsehkonsums von Kindern beschäftigen. Hier dürften insbesondere die zunehmenden Kenntnisse über die
Hirnentwicklung und Hirnstruktur des Menschen das neuerliche Interesse gefördert haben.

Die Ergebnisse der eingangs genannten Johnson-Studie
aus dem Jahre 2002 sind eindeutig: Unabhängig von den In-

halten (!) führte ein durchschnittlicher Fernsehkonsum von drei Stunden täglich[3] später – am Ende der Pubertät und im jungen Erwachsenenalter[4] – zu einer dreifach höheren Rate von körperlichen Gewaltakten als bei denen, die durchschnittlich weniger als eine Stunde täglich vor dem Fernseher saßen. Bei zwei Stunden täglich verdoppelte sich die Rate im Vergleich zu den »Wenigsehern«. Die Vervielfachungsrate galt für Jungen wie für Mädchen.[5]

Fernsehen stört demnach die Entwicklung des kindlichen Gehirnes und Charakters ähnlich wie Alkohol – gleich ob Fusel oder ein »gutes Tröpfchen« verabreicht wird. Entscheidend ist allein schon die Menge. Die Wirkung aggressiver Inhalte kommt dann noch hinzu, so wie die Giftwirkung der Fuselstoffe, die noch im billigen Alkohol enthalten sind. Und Fernsehen – Videogames und Computerspiele inklusive – kann wie Alkohol insbesondere im Kindes- und Jugendalter ein Suchtpotenzial entfalten. Das Fatale dabei: Über den »Fernsehkater« hinaus zeigt sich die bleibende destruktive Wirkung auf Charakter, Hirnfunktion und -struktur wie beim Alkoholmissbrauch erst geraume Zeit später.

Untersuchungen zeigten weiterhin, »dass sich während des Fernsehens eine entspannte, passive Grundstimmung einstellt. Diese Entspannung endet, wenn das Fernsehgerät abgestellt wird, die Gefühle der Passivität und verminderten Aufmerksamkeit bestehen jedoch fort (die Teilnehmer fühlten sich wie ausgesaugt). Im Gegensatz dazu erlebten die Untersuchten sich nach sportlichen Aktivitäten oder Hobbys in ihrer Stimmung verbessert. Folglich führt weiteres Fernsehen zu einer positiven Verstärkung (die Entspannung bleibt bestehen) und einer negativen Verstärkung (beim Ausschalten kommt es zu einer Stimmungsverschlechterung). Ein suchtartiger Effekt stellt sich ein: Um Entspannung zu erreichen, wird mehr Zeit vor dem Fernsehgerät verbracht, obwohl die Zufriedenheit mit der längeren Fernsehdauer eher sinkt. Bei Angehörigen der Mittelklasse bestehen häufiger Schuldgefühle bezüglich der sinnlos vertanen Zeit«[6]. Die allein von der Dosis abhängige Wirkung auf das kindliche bzw. jugendliche Gehirn dürfte vor allem darin bestehen, dass es auf Grund der fast regungslos vor dem Fernseher verbrachten Zeit zu einer so genannten *sensomotorischen Deprivation* (»Beraubung«) kommt. Diese führt dazu, dass das Gehirn nicht ausreichend durchstrukturiert wird.[7] Zugleich kann davon ausgegangen werden, dass zumindest komplexere Inhalte kaum gespeichert werden. Begründet ist dies durch die so genannte *Orientierungsreaktion*, die reflexartig auf neue oder plötzliche Reize erfolgt und mit einer kurzfristigen Erhöhung der Aufmerksamkeit für diese Reize einhergeht. Auf diese Orientierungsreaktion setzt dann gewöhnlich eine Entspannungsphase ein, die jedoch beim Fernsehen z. B. durch eine rasche Schnittfolge mit einem neuen Stimulus schnell wieder unterbrochen wird. »Je mehr Orientierungsimpulse gesetzt werden, umso weniger kann sich der Betrachter dem entziehen und umso weniger kann er sich später an die Inhalte erinnern.«[8] Dies wird durch das so genannte »Zappen«, d. h. das Springen von Programm zu Programm noch verstärkt. Hier wird das Grundmuster späterer Aufmerksamkeitsstörungen (»AD(H)S«) täglich vorgeprägt.

Im Unterschied zum Lesen und zum Spielen mit ihren affektu-sensomotorischen Erfahrungsmustern wird über den Fernsehkonsum eine differenzierte Strukturierung des Gehirnes nur wenig gefördert. Dies hat dann auch noch andere Folgen – z. B. für das Lesen. »Vielseher sind nicht nur schlechter im Lesen, sondern lernen zudem langsamer hinzu als Wenigseher. Interessanterweise zeigte sich, dass dies (...) gerade für Kinder aus wohlhabenden Familien zutrifft – Kinder mit hohem sozioökonomischem Status, die viel fernsehen, weisen besonders mangelhafte Leistungen auf.«[9] Auf Grund der Ressourcen, die diesen Kindern zugänglich sind, hätte man mehr an Lernleistungen erwarten können. Aber vieles spricht dafür, dass diese Kinder eben die nur ihnen zur Verfügung stehenden Ressourcen als Fernseh-Vielseher *nicht* nutzen können.

Fazit:
Viel Fernsehen hindert die Entfaltung von Intelligenz. Aber nicht nur das. Da Lesen eine Art von Zirkeltraining für die Ausdifferenzierung des Gehirnes darstellt – und in der Regel kann nur ein Mensch mit einem ausdifferenzierten Gehirn in unserer soziokulturellen Gegenwart angemessen mit seinen eigenen aggressiven Impulsen umgehen –, entfällt auch hierüber ein entscheidendes salutogenetisches Moment für Friedensfähigkeit.

Unabhängig von der täglichen Fernseh»dosis« sind die Häufigkeit und die Qualität von Gewaltszenen für die spätere Gewaltbereitschaft der kindlichen und jugendlichen Fernsehkonsumenten von Bedeutung. Dabei sind nicht nur die Gewaltszenen selbst entscheidend, sondern auch die Zusammenhänge, innerhalb deren sie erscheinen. Hier ist insbesondere anzumerken, dass Gewalt in den »spannenden« Fernsehstreifen meistens als alleinige Lösungsmöglichkeit ohne Alternative präsentiert wird. »Das dauernde Anschauen von Gewalt im Fernsehen führt dazu, dass gewalttätige Verhaltensweisen dem Betrachter zunehmend normal vorkommen.

(…) Kurz: Das Betrachten von Gewalt führt zur Abstumpfung und zu gleichgültigerem Verhalten gegenüber (realer, E. S.) Gewalt.«[10]

Ausführlich ist auch untersucht worden, wie gewalthaltige Computerspiele sich auf das kindliche Gehirn auswirken. Mittels der *funktionellen Magnetresonanztomographie* untersuchten Wissenschaftler der Universität von Indiana/USA, wie sich das kindliche bzw. jugendliche Gehirn bei Aktivitäten mit gewalthaltigen Computerspielen verhält. Die funktionelle Magnetresonanztomographie macht indirekt über die Stärke der Durchblutung und des Sauerstoffverbrauches Aktivitätsänderungen in den verschiedenen Hirnrealen sichtbar.[11] Untersucht wurden neunzehn Jugendliche, die verstärkt an aggressiven Verhaltensauffälligkeiten litten wie zum Beispiel Zerstörungswut und dem fast zwanghaften Brechen von Regeln. Diese Störung wird in den Vereinigten Staaten als *Disruptive Brain Disorder* bezeichnet (DBD). Verglichen wurde diese Gruppe mit neunzehn unauffälligen Jugendlichen. Bereits während der Ruhemessung fanden die Forscher bei den Jugendlichen mit den aggressiven Verhaltensauffälligkeiten eine *geringere* Aktivität im so genannten *Frontallappen*. Diesem vorderen Hirnbereich kommt die für das soziale Zusammenleben entscheidende Aufgabe zu, Gefühle, Triebe und Impulse zu kontrollieren und ggf. zu bremsen. Der Frontallappen wird nun durch gewalthaltige Videospiele nachhaltig beeinflusst. Als die Jugendlichen sich mit derartigen Spielen beschäftigten, sank die Aktivität im Frontallappen sowohl bei den unauffälligen wie bei den aggressiven Jugendlichen deutlich ab. Allerdings bei den gewalttätigen Jugendlichen deutlicher als bei den unauffälligen. Wie stark die Aktivität im Frontallappen sich verringerte, hing eindeutig damit zusammen, wie viel Zeit die Kinder im Jahr vor der Untersuchung mit gewalthaltigen Computerspielen und Fernsehen verbracht hatten.

Da das »Kontrollzentrum für ethische Entscheidungen« im Frontallappen erst mit ungefähr zwanzig Jahren ausgereift und mit seinen Funktionen in das Gesamthirn integriert ist, liegen die Folgen mehrstündiger Minderdurchblutung täglich auf der Hand: dieser Teil des Gehirnes entwickelt sich nicht ausreichend, die Kontrollfähigkeit für aggressive Impulse ist dadurch sehr wahrscheinlich eingeschränkt.[12]

Wahrnehmungsmangel und Wahrnehmungsfülle

Nun hat aber nicht nur der Medienkonsum durch die Kinder selbst fatale Folgen, sondern auch der der Eltern: Wenn das Vorabendprogramm läuft, werden die Aufmerksamkeit und die Wahrnehmung der Eltern auf das Fernsehen gelenkt – auch wenn die Eltern meinen, gar nicht hinzusehen. Der Grund hierfür ist die eben genannte Orientierungsreaktion. Diese erzwingt die Aufmerksamkeitsablenkung, ohne dass wir es recht bemerken. Leider erfahren die Kinder in dieser Situation nur einen Bruchteil der sonst möglichen und notwendigen Wahrnehmung durch die Eltern. Gerade, wenn der Tag zu Ende geht und die Kinder über das berichten könnten, was sie erlebt haben, gilt der größte Teil der Aufmerksamkeit dann während des Abendessens – sofern dieses überhaupt noch gemeinsam eingenommen wird – dem Fernseher. Für die Kinder sind die Folgen tragisch:

- Kinder, die eine solche Mangelwahrnehmung erlitten haben, können selber wiederum ihre Mitmenschen nur unvollständig wahrnehmen. Dies bedeutet auch, dass die Antlitzhaftigkeit des Gegenübers, die die Aggressions-*hemmungen* aktiviert, nur unvollständig wahrgenommen wird. Im Verbund mit der oben erwähnten Abstumpfung gegenüber Gewalthandlungen bedeutet dies eine doppelte Enthemmung bezüglich körperlicher Gewaltakte.
- Kinder, die eine Mangelwahrnehmung erlitten haben, können ihre eigenen Kinder wiederum nur mangelhaft wahrnehmen, so dass die medial erzeugte Wahrnehmungsstörung der Elterngeneration sozial vererbt wird, ohne dass weiterer Fernsehkonsum dazu erforderlich ist.
- Kinder mit mangelhafter Wahrnehmungserfahrung stehen unter einer höheren emotionalen Spannung als Kinder, die sich sicher wahrgenommen wissen. Die Folge dessen ist sehr wahrscheinlich eine unvollständige Entwicklung der Hirnabschnitte, die insbesondere für die Impulsregulierung und die kritische Vorwegnahme der eigenen Handlungsentwürfe zuständig sind.

Fazit:
Allein schon der Fernsehkonsum der Eltern führt auf Grund der damit verknüpften reduzierten Wahrnehmung der Kinder zu einer verstärkten unkontrollierten Aggressivität der Kinder.

Salutogenetisch und präventiv formuliert, hieße das: Wenn alle bildgebenden Medien zwischen 18.00 und 20.00 Uhr in Familien mit Kindern bis zu zehn Jahren ausgeschaltet wären und Kinder bis zur Einschulung täglich höchstens nur eine halbe Stunde und dann bis zum 11. Lebensjahr höchstens eine Stunde (gewaltfreie) bildgebende Medien konsumieren würden, könnten dadurch vielfältige seit Jahrzehnten verschüttete salutogenetische Ressourcen für Friedensfähigkeit, Lernfähigkeit und Gesundheit freigelegt und entscheidend etwas zur Gewaltprävention insbesondere in der Schule beigetragen werden.

Wenn die Eltern sich klar machen, dass bildgebende Medien wie Alkohol auf das kindliche Gehirn wirken, könnte ihnen der Entschluss zum Ausschalten vielleicht leichter fallen. Auf alle Fälle wäre der Medienkonsum auch ein Thema für die Elternabende besonders in den Grundschulklassen.

Und: Wenn die Eltern mit emotionaler Sicherheit, aber ohne Verbissenheit ihr »Fernsehsparprogramm« den Kindern vermitteln können, dann werden die Kinder auch nicht durch ihre Spielgefährten verunsichert, die unbegrenzt Medien konsumieren und davon berichten können. Eher werden diese Kinder durch ihre emotionale, kreative und soziale Kompetenz von ihren Mitschülerinnen und Mitschülern geschätzt (sofern sie nicht – was leider nicht immer ausgeschlossen ist – unter den Augen der Lehrer zu Außenseitern gestempelt werden). Sollten Kinder aus einer Familie mit einem Mediensparprogramm gelegentlich in einer anderen Familie mal einen ganzen Nachmittag »nur vor der Glotze hängen«, dann wird dies mit Sicherheit keine schädlichen Folgen für die Kinder haben. Hier können die Eltern gelassen bleiben.

Denn dialogische Wahrnehmung – u. a. besonders beim Abendessen – und Gutenachtgeschichten sind eine gute Immunisierung gegen die destruktive Verlockung bildgebender Medien im Kindesalter.

Affektu-sensomotorische Fülle im Kindes- und Jugendalter begünstigt eine Hirnausbildung, vermöge deren sich dann auch (gewaltfreie) Computerspiele auf die weitere Entwicklung konstruktiv auswirken können – sofern nicht im Übermaß genossen. Entscheidend ist aber, dass zuvor Eltern, Erzieherinnen, Lehrer und alle, die mit Kindern und Jugendlichen zu tun haben, diese Freiräume für vielfältige affektu-sensomotorische Erfahrungen ermöglichen. Die damit verknüpfte Autonomieerfahrung erleichtert dann den Schritt hin zur *verantworteten Autonomie*. Und verantwortete Autonomie meint Fairplay, als dessen oberstes »Kontroll- und Vollzugsorgan« der Frontallappen des menschlichen Gehirnes fungiert. Der entscheidende Schritt von der Autonomie zur verantworteten Autonomie gelingt jedoch nur im Dialog von Angesicht zu Angesicht, im personalen, aber nicht im virtuellen Dialog.

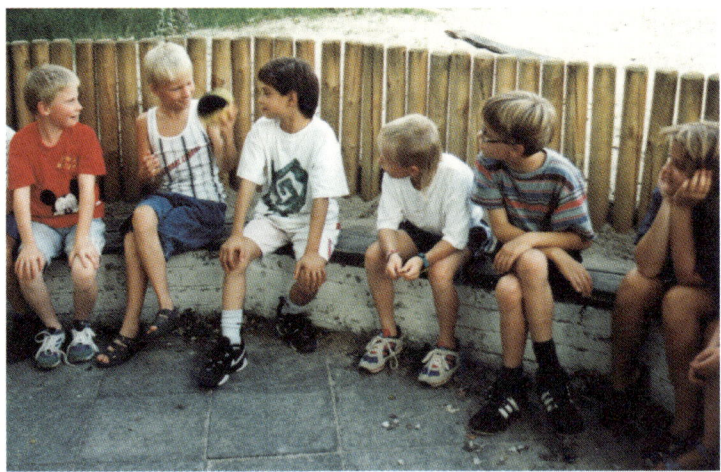

z. B. Schullandheim: Begegnung und Wahrnehmung in Spiel- und Lächeldialogen

XVI
Wie den Teufelskreis wechselseitiger Entwertung durchbrechen …?

»Man darf Kinder nicht beschämen!
Man muss die Selbstständigkeit von Jugendlichen schätzen!
Man muss die LehrerInnen achten!«

Skandinavische Grundsätze zur Schulkultur

Als Markus Herbart in der Abi-Zeitung blätterte, beschlich ihn ein unangenehmes Gefühl – wie jedes Jahr. Zunehmend nervöser überflog er die Seiten, um nach seinem »Jahreszeugnis« zu suchen, das die Schüler seiner Chemie- und Physikkurse ihm ausgestellt haben mochten. Dass er jetzt genau in gleicher Weise litt wie die meisten Schüler, war Markus in diesem Augenblick nicht klar. Was er dann aber zu seiner Person las, empfand er als vernichtend. Markus bekam weiche Knie. Ihm wurde so schwindelig, dass er sich setzen musste: Dumpfe Arroganz, fehlender Durchblick und Lahmheit wurden ihm bescheinigt. Auch vor seinen körperlichen Einschränkungen wurde nicht Halt gemacht: »Humpel-Stilzchens missglückte Zauberkünste (…)«
Einmal hatte Markus im Unterricht die Fassung verloren und zornbebend seine Wut in den Chemiesaal gebrüllt. Dies wurde in der Abi-Zeitung als der »einzig geglückte Versuch« bezeichnet.

Markus' Rückenschmerzen werden bald darauf unerträglich. Ein weiterer kleiner Bandscheibenvorfall wird diagnostiziert. Aber nach der Operation werden die Schmerzen nicht besser. Auch die Schmerzmedikamente, die Markus jetzt hoch dosiert bekommt, helfen nicht entscheidend weiter.

Als Markus Herbart nach einigen Umwegen erstmals zum Vorgespräch zu uns in das Krankenhaus kommt, äußert er sich zunächst dahingehend, dass er »eigentlich« gar nicht habe kommen wollen: Er habe es doch im Rücken und nicht »im Kopf« …

Meine (Erstautor) spontane Reaktion ist ein Gegenimpuls, auch Markus zu entwerten, ihm das zu sagen, was er vermutlich häufiger schon seinen Schülerinnen und Schülern gesagt hat, nämlich: »Du musst hier ja nicht sein (…) hier sind nur Leute, die wirklich was wollen (…)« Aber ich äußere diese Gedanken nicht, sondern versuche vielmehr, mir klar zu machen, dass das, was ich selbst eben als Entwertung meines Tuns und meiner Person verspürte, wohl etwas mit der Entwertung zu tun haben muss, die Markus in seinem Leben bislang erlitten haben mag.

Markus' Eltern, Flüchtlinge, konnten den Verlust ihres Vermögens lange nicht verschmerzen, kämpften um Anerkennung, zeigten aber auch einen gewissen Dünkel, der es ihnen schwer werden ließ, neue Kontakte zu knüpfen. Diesen Widerspruch spürte Markus schon als Kind, ohne ihn jedoch in Worte fassen zu können. Er selbst wurde von seinen Eltern ständig kritisiert, seine schulischen Leistungen schienen nie zu genügen. Dritten gegenüber wurde er von seinen Eltern allerdings als außerordentlich erfolgreich dargestellt. Über schulische Erfolge versuchte er stets, die wohl wollende Akzeptanz seiner Eltern zu erwirken, ohne sich jedoch dieses Wohlwollens grundsätzlich auch bei gelegentlichen Misserfolgen sicher sein zu können.

Der eigenen Beschreibung nach ist Markus – auch in der Pubertät – ein braver, angepasster Schüler. Er hat nur wenige, ebenso brave Freunde. Seine Hobbys sind der Chemiebaukasten und Leistungssport. Die Welten, die ihm öffentlich Anerkennung ermöglichen, sind die Schule und der schulähnlich organisierte Sportverein. Welten als Intermediärräume, in denen sich ein aufsässig-schöpferischer Eigen-Sinn entfalten kann, erlebt Markus eher in der Stille: Gedichte, Tagebuch, Tagträume ...

Von seinen Lehrern erfährt Markus die eindeutige Wahrnehmung und Akzeptanz, die ihm – trotz seiner Anstrengungen – zu Hause nicht zuteil wird. Die Meinung der Eltern ist vielmehr die, dass das Ergebnis, die Klassenarbeit, vielleicht noch etwas besser hätte ausfallen können, wenn er sich nur noch etwas mehr angestrengt hätte. Allerdings wird ihm dies kaum ausdrücklich mit Worten vermittelt, mehr über die Angespanntheit, die Stimmung, »das Aroma«, das sich über Gestik, Mienenspiel, Augenaufschlag, Körperhaltung, Atmung ausbreitet.

So identifiziert sich Markus mit seinen Lehrern als »guten Objekten«. Und daraus entsteht der Wunsch, auch Gymnasiallehrer werden zu wollen. An der Hochschule aber schlägt ihm wieder dieses merkwürdige Aroma entgegen, dem er doch entfliehen zu können gehofft hatte: »Nur Naturwissenschaften sollten sich ›Wissenschaft‹ nennen dürfen, und es ist gut, dass du sie und nicht etwas anderes studierst. Aber mit dem Berufsziel Lehrer gehörst du natürlich nicht zur künftigen Elite unseres Faches (...)« Der professorale

Dünkel hat, ohne dass Markus sich dies bewusst machen kann, viel Ähnlichkeit mit dem Dünkel der Eltern.

Während seiner Studentenzeit, in der Markus auch viel Sport treibt, leidet er zum ersten Mal an heftigen Rückenschmerzen. Und diese werden umso stärker, je mehr er sich zusammenreißt, um sein Studium erfolgreich zu gestalten, d. h., gute Noten zu bekommen.

Die Schmerzen symbolisieren gewissermaßen einen anderen Teil seiner Persönlichkeit, den wahrzunehmen er sich immer weniger traut. Gemeint ist seine – für ihn selbst mit Worten nicht fassbare – Sehnsucht, um seiner selbst willen, d. h. ohne Leistung als Berechtigungsnachweis seiner Existenz, angenommen zu werden. Diese schmerzlich-unerfüllte Sehnsucht, als »wahres Selbst« anerkannt zu werden, wird immer mehr abgewehrt, bis Markus gar nicht mehr in der Lage ist, sie auch nur andeutungsweise bewusst wahrzunehmen. Hand in Hand gehen damit auch andere gefühlhafte Momente verloren bzw. werden für ihn mit der Zeit immer »unleserlicher«. So weichen Freude am Erkunden, Experimentieren und Abenteuern, die archaische Lust am Verpuffenlassen und Gestankerzeugen mit seinem Chemiebaukasten dem eher gedämpften Vergnügen am exakt ausgeführten Experiment.

Und umso mehr kränkt ihn das Gelächter der Schüler, wenn etwas misslingt. Markus verliert nahezu jeglichen Humor.

Die Lust, zu toben, zu klettern, raufen, springen, bolzen und sich dabei zu spüren, weicht dem Ehrgeiz nach noch mehr Kilometern in noch weniger Zeit beim Joggen. Zärtlich-sexuelle Regungen werden zunehmend mechanisch umgesetzt. Spielerisch-zärtliche Annäherung seinerseits wird – wie wir im Partnergespräch erfahren – zum Leidwesen seiner Partnerin immer rarer. Mit 16 Jahren hatte Markus noch Gedichte geschrieben, als er auf seine erste große Liebe traf, später in der Theater-AG seiner Schule mitgewirkt, für die Schülerzeitung Buch-, Film- und Theaterrezensionen geschrieben, über zwei oder drei Jahre auch ein Tagebuch geführt. Nichts läge ihm jetzt ferner ... Die Intermediärräume des Spielens und des Dialoges sind auf Sportschau, Krimis, Computernutzung und Joggen reduziert worden.

Markus scheint sich mit der Zeit immer mehr zu einem emotionalen Analphabeten zurückentwickelt zu haben. Das, was er noch »lesen« und benennen kann, sind die körperlichen Schmerzen und eine große Unzufriedenheit. Letztere entspricht den verinnerlichten Stimmen (*Introjekten*) seiner Eltern und Hochschullehrer, dass das, was er tue, doch nicht ausreiche, soviel er sich auch anstrengen möge. Fatal ist, dass er, jetzt selber Lehrer, über die Jahre zunehmend seinen Schülerinnen und Schülern gegenüber Ähnliches vermittelt hat. Ohne es zu merken, hat Markus sich mit seinen – früheren – Aggressoren identifiziert. Allenfalls Bestleistungen stellen ihn vorübergehend zufrieden. Was darunter liegt, hat sowieso keinen Wert. Nicht, dass er dazu Worte verwendete – dann hätten wenigstens alle noch eine Chance, darüber zu sprechen. Es ist vielmehr das, was *implizit* von ihm jenseits der Worte über Ausdruck, Sprachmelodie, Gestik und Mimik als »Aroma« vermittelt wird. Und da Schüler heute am Gymnasium kaum als Wert verinnerlicht haben, Lehrer seien allein schon als fachliche Respektspersonen in ihrem Bemühen ohne Einschränkung wertzuschätzen, kommt über die Jahre mit jedem neuen Kurs immer häufiger und immer schneller ein Teufelskreis wechselseitiger Entwertung in Gang, der mit der »Benotung« in der Abi-Zeitung seinen Höhepunkt findet.

Das Schwierigste an Markus' Therapie ist seine unerfüllte und ihm selbst verborgene Sehnsucht, ohne jegliche Vorleistung akzeptiert zu werden. Indem Markus aus seiner Lebensgeschichte erzählt, sich darstellt und ich ihn einigermaßen entspannt wahrnehme, habe ich Markus als vielleicht neunjährigen Schüler vor Augen, der mit dem getöpferten Elefanten in der Hand freudestrahlend auf die Eltern zuläuft, diesen auf den Tisch stellt und die Eltern nur ein »schön, schön (...)« murmeln und ihn dann danach fragen, ob er schon seine Rechenaufgaben erledigt habe. In der geschützten therapeutischen Situation kann ich in meiner *Gegenübertragung*, d.h. meinen Empfindungen Markus gegenüber, auch mein Mitempfinden in dieser Situation und seine Sehnsucht ausmachen. Hingegen zeigt sich in den alltäglichen Situationen auf der Station und insbesondere in der Begegnung mit den Mitpatienten, wie Markus sein dialogisches Gegenüber unterschwellig stets entwertet, wodurch es sehr schnell zur Ablehnung seiner Person und zum Kontaktabbruch kommt. Markus zeigt sich bei uns zunächst auch mehr an einer vorzeitigen Pensionierung als an einer Therapie interessiert. Etwas mehr Zugang finde ich (Erstautor) zu ihm, indem ich erkläre, dass ich schon den Eindruck hätte, er stünde unter einer sehr starken Spannung, die seine sowieso schon vorhandenen Schmerzen noch weiter verstärkten, wodurch dann ein sich selbstverstärkender Teufelskreis von Anspannung und Schmerzen entstehen würde. Ob wir mit unseren Möglichkeiten Hilfe zur Selbsthilfe vermitteln könnten, wüsste ich nicht, ich wollte ihn aber genau dazu für drei Wochen zu unserer Therapie einladen. Wir seien auf alle Fälle seine Verbündeten, auch wenn wir vorwiegend Fragen stellten und nicht mit raschen Lösungen aufwarten könnten.

Markus bleibt länger als drei Wochen. Im Gespräch gehören zu seinen häufigsten Formulierungen »alles im Griff zu haben« und dass man sich »zusammenreißen« müsse. Sich »gehen lassen« im Sinne von »freilassen« (»let my people go«) und »fallen lassen« waren ihm seit Jahren spontan nur noch über die Schmerzen möglich gewesen. Erst im therapeutischen Singen, in der Tanztherapie und anderen schöpferischen Aktivitäten eröffnen sich ihm wieder die Intermediärräume spontanen Erlebens und Gestaltens, die ihm lange Zeit verschlossen gewesen waren.

Die Schmerzen werden weniger. Markus braucht auch nicht mehr so viele Schmerzmedikamente. Allerdings findet die Therapie abrupt ihr Ende, als die Krankenversicherung von Markus den stationären Aufenthalt nicht weiter bezahlen will. Dies wird von Markus offensichtlich in einer sehr schmerzlichen Weise – »ich bin es nicht wert« – verarbeitet, obschon er sich dazu in dieser Form selbst nicht äußert. Seine Schmerzen intensivieren sich mit der Wiederaufnahme des Schuldienstes. Zwei ambulante Therapieversuche bricht er jeweils nach kurzer Zeit ab. Drei Jahre später wird Markus nach wiederholter Krankschreibung vorzeitig pensioniert.

Was hätte in Markus' Leben anders laufen können oder sollen, damit ihm und seinen Schülern ein anderes Schicksal beschieden worden wäre?

Wenn wir zunächst davon ausgehen, dass jede Lehrerin, jeder Lehrer emotional häufig das mit seinen Schülern wiederholt, was ihm selber als Schüler widerfahren ist, dann hätte Markus sich so wie seine früheren Gymnasiallehrer verhalten können, nämlich die Schüler und Schülerinnen auf Grund von Leistungsbereitschaft zu akzeptieren. Aber dieser »Handel« schlug zumeist fehl, weil die Leistungen, die ihm »geboten« wurden, nicht gut genug waren – so wie er mit seinen Leistungen schon ganz früh den Eltern und später den Hochschullehrern nicht genügte. Er lief damals der Anerkennung hinterher wie das Pferd der Mohrrübe, die ihm der Reiter vor die Nase hält. Vielen Kindern geht es heute ebenso, wenn die Eltern unter Druck geraten, dass ihre Kinder angesichts der schon seit Jahrzehnten bestehenden hohen Arbeitslosigkeit keinen Ausbildungs-, Studien- oder Arbeitsplatz bekommen könnten. Die damit einhergehenden Ängste und Stimmungen, die oft noch nicht einmal in Worte gefasst werden können, führen bei dem Kind zu der schrecklichen Selbsteinschätzung: »Du kannst deine Eltern nicht zufrieden stellen.« Und dies führt dann auf Dauer zu der fatalen Selbstunzufriedenheit und zur Unzufriedenheit mit anderen.

Sehr wahrscheinlich hätten Markus ein Großvater oder eine Großmutter sehr gut getan, die ihn ohne Leistungsnachweis oder zumindest mit dem, was er konnte, vorbehaltlos hätten annehmen können. Vielleicht hätten seinen Eltern auch Freunde gut getan, die ihnen vermittelten, dass sie wertvoll und wichtig sind, auch wenn sie als Flüchtlinge an Hab und Gut anfangs nur die Lumpen auf ihrem Leib mitbrachten. Dann hätten sie Markus auch eher Freunde wie Huckleberry Finn oder Pippi Langstrumpf erlaubt, mit denen er sich weitere schöpferische Freiräume selbst hätte eröffnen können, in denen er sich hätte freisetzen können, sich spüren können, ohne sich ständig zusammenreißen zu müssen (Zweiter Skandinavischer Grundsatz zur Schulkultur). Ebenso hätten ihm freies Gestalten im Kindergarten jenseits von Schablonen und schöpferischer Unterricht in der Grundschule ohne Noten sowie unbenotete Projekte im

Gymnasium gut getan. Diese hätten das, was sich an Kreativität und Darstellungsvermögen in ihm zeigte, weiter gefördert, so dass dadurch nicht nur seine Selbstständigkeit, sondern auch seine Selbstbejahung und sein Selbstwertgefühl entwickelt worden wären: Identität ohne Beschämungsnarben! (Erster Skandinavischer Grundsatz zur Schulkultur)

Wahrscheinlich hätte auch ein Kollegium als Gruppe mit Kohärenzgefühl und Haltefunktion Markus gut getan. Und weiterhin auch Schülereltern, die ihren Kindern noch vermitteln können: »Man muss die LehrerInnen achten!« (Dritter Skandinavischer Grundsatz zur Schulkultur)

In Markus' Schule waren die Chancen für diese drei Grundsätze nicht besonders günstig. Er selber hatte auch nicht die Fähigkeiten und die Kraft, in seinem Unterricht diesen Sätzen Geltung zu verschaffen. Diese Grundsätze sind aber nicht nur blanke Utopie. Ein bemerkenswertes Beispiel für die konkrete Umsetzbarkeit dieser Leitsätze zur Schulkultur stellt der preisgekrönte französische Dokumentarfilm »Sein und Haben« von Nicolas Philibert (2002) dar:

>»Überall in Frankreich gibt es noch einige Schulen, die aus nur einer Klasse bestehen. Alle Kinder eines Dorfes, vom Kindergarten bis zum letzten Jahr der Grundschule, werden von einem Lehrer oder einer Lehrerin unterrichtet. Zwischen Isolation und Weltoffenheit teilen diese abgeschiedenen kleinen Gruppen den Alltag, im Guten wie im Schlechten. In einer von ihnen, irgendwo im Herzen der Auvergne, wurde dieser Film gedreht.
>
>Eine kleine Dorfschule im Wechsel der Jahreszeiten. Es ist Winter. Die Bauern treiben das Vieh durch den Schnee, in einem leeren Klassenraum sind zwei Schildkröten unterwegs. Auf vereisten Straßen werden einige kleine Kinder mit einem Minibus in die Schule gebracht.
>
>Der Lehrer Georges Lopez unterrichtet seit über zwanzig Jah-

ren in dem kleinen Dorf in der Auvergne. Im Klassenraum befinden sich um einen runden Tisch versammelt die Kleinen im Vorschulalter. Auf den Schulbänken sitzen die älteren Kinder. Bis zur fünften Klasse werden alle Schüler von ›Maître‹ Lopez in diesem Klassenraum unterrichtet.

Die Vorschüler lernen lesen, während die älteren Kinder Mathematik haben. Zu Hause bei den Hausaufgaben herrschen zuweilen rüdere Sitten. Bei einem älteren Jungen hilft zwar die ganze Familie, aber die Mutter ist ungeduldig und droht auch schon mal mit Backpfeifen.

Lehrer Lopez wird nur selten ungehalten und muss kaum einmal seine Stimme erheben. Er genießt bei seinen Schülern Respekt und Autorität. Er kümmert sich um ihre Sorgen, schlichtet Streit, ist auch für sie da, wenn sie Kummer haben. Lopez vermittelt traditionelle Werte, wirkt in seiner unsentimentalen Art durchaus altmodisch und geht völlig in seinem Beruf auf. Einmal, als es im Frühling einen Wolkenbruch gibt, rennt er immer mit zwei Regenschirmen, einen in jeder Hand und unter ihm jeweils ein Kind, aus seiner Klasse, vom Schulbus bis zur Schule. So lange, bis er alle seine ›Schäfchen‹ im Trockenen hat. (…)

Seit 35 Jahren unterrichtet ›Monsieur‹, und seine Schüler wissen, dass es sein vorletztes Schuljahr ist.

Der Sommer naht und die Fünftklässler werden auf eine andere Schule gehen. Herr Lopez unternimmt mit seiner ganzen Klasse einen Ausflug in dieses neue ›Collège‹. Die Kleinen werden beschäftigt, während die Größeren erfahren, was im nächsten Schuljahr auf sie zukommt. Besuch gibt es auch in Lopez' eigener Klasse. Seine neuen Schüler für das nächste Jahr kommen zu Besuch.

In den letzten Tagen vor den großen Ferien heißt es Abschied nehmen (…)«[1]

Eine Schülerin und ein Schüler äußerten sich in einem Interview zu ihrem ehemaligen Lehrer Georges Lopez.[2]

Olivier Martinet, 29 Jahre, TV-Journalist in Paris: »Mein Jahr in der 5. Klasse mit Georges Lopez war das schönste in meiner Schulzeit. Es gefiel mir derartig gut, dass ich am liebsten sitzen geblieben wäre, um in dieser familiären Atmosphäre bleiben zu können. In jeder Stunde behandelten wir ein neues Thema. Das war wunderbar. Monsieur Lopez hat uns Respekt und Ausgeglichenheit beigebracht durch seine Art, rücksichtsvoll mit uns umzugehen. Diese Klasse war einzigartig vor allem wegen ihres Lehrers. Ein Jahr später kam ich dann in der 6. Klasse in eine benachbarte Stadt, und es war ein Schock für mich, wie für alle Kinder. Ich war nicht mehr ›Jemand‹, ich war nur noch ein Schüler.«

Céline Vivet, 31 Jahre, Buchhalterin in Montpellier: »Ich kam aus der Pariser Region in die Klasse von Monsieur Lopez in der Fünften. Seine Art, zu sein und zu handeln, die Achtung, die er uns entgegenbrachte, haben bei mir Spuren hinterlassen. Er behandelte uns Schüler wie seinesgleichen. Immer wieder spornte er uns an, etwas zu kreieren, zu schaffen, sich auszudenken, die Dinge zu erfassen (…) Das sind Haltungen, die bleiben. In dieser Dorfschule waren wir weder zu stark beschützt noch von der Welt abgeschnitten. Heute hat sich nichts wirklich verändert in der Klasse, bis auf das Internet, was es jetzt gibt. Ich wohne immer noch in Saint-Étienne und möchte, dass meine Kinder auch in eine solche Schulklasse gehen. Aber natürlich hängt alles von der Person des Lehrers ab.«

Der Lehrer Georges Lopez erzählt in dem Film von seinem Vater, der aus Andalusien nach Frankreich kam und dort seinen Lebensunterhalt als Landarbeiter verdiente. Trotz der Armut der Eltern und der spanischen Herkunft erlebt sich Georges in seiner Schulzeit von den Lehrern so angenommen und geachtet, dass er beschließt, ebenfalls Lehrer zu werden. Auch in diesem Ziel wird er von seinen Lehrern unterstützt.

Als Lehrer mutet sich Georges mit seinen Anliegen, d. h. dem, was er als wichtig ansieht, jetzt auch seinen eigenen Schülern zu. Und er reagiert nicht gekränkt, wenn diese es nicht sofort begreifen. Vielmehr wiederholt er seine Anliegen geduldig und nachdrücklich. Zum Beispiel im Dialog mit dem – liebenswerten – Klassenkaspar oder mit zwei Streithähnen. Entlang einer modischen Formulierung könnte man sagen, dass er »Grenzen setzt«. Aber darum geht es gar nicht. (Sollte es auch gar nicht, denn »Grenzen« führen zum Dialogabbruch, können allenfalls bei akuter Gefahr – das Kind fährt blindlings mit dem Dreirad vom Gehweg auf die Straße – sinnvoll aufgezeigt werden.) Es geht in diesem konservativ anmutenden Dialog zunächst um das genaue Wahrnehmen, Begreifen und damit auch um das Erkennen von Unterschieden: Was sind deines/meines/des Klassenkameraden Bedürfnisse?[3] Georges buhlt dabei nicht um die Anerkennung seiner Schüler für ein besseres eigenes Selbstwertgefühl. Vielmehr kann er vermitteln: Es geht jetzt nicht vorrangig um meine Eigendarstellung, sondern um dich! Und genau das verschafft ihm Anerkennung. Voraussetzung dessen ist, dass er selber auch unterscheiden kann: Was sind seine und was sind die wohlverstandenen Anliegen der Schüler? Und über diese Unterscheidungsfähigkeit fördert er auch die Selbstständigkeit seiner Schüler trotz seiner scheinbar konservativ anmutenden fürsorglichen Grundhaltung.

Georges hält seinen Schülerinnen und Schülern den Weg frei für die Entfaltung eines »wahren Selbst«. Nach Donald Winnicott kann dies aber nur gelingen, wenn sich das Selbst *ohne Nötigung* entfalten kann. Nötigung hieße in diesem Falle, die Beziehung zu den Schülern vorrangig für eine Stabilisierung des eigenen Selbstwertgefühles zu verwenden.

Georges Lopez hat das Glück gehabt, auf wohlwollende Lehrer zu stoßen, die ihm halfen, sich auch in seiner Eigenständigkeit zu entwickeln und so etwas wie ein wahres Selbst entfalten zu können, ohne dass dies – im Unterschied zu Markus – vorrangig von seinen Schulnoten abhing. Und Monsieur Lopez hatte auch das Glück, in einer Region unterrichten zu können, in der Lehrern – wie in Skandinavien – noch Achtung entgegengebracht wird.

Nun hat Schule in Deutschland eine andere Tradition als in Skandinavien oder Frankreich. Nicht zuletzt war der Nationalsozialismus auch eine schulisch-pädagogische Katastrophe. Diese aus der Gesamtkatastrophe resultierenden Selbstzweifel und Beschämungen wurden zunächst mit Leistung und wirtschaftlichem Erfolg in der alten Bundesrepublik abgewehrt. Das, was Alexander Mitscherlich 1967 unter der »Unfähigkeit zu trauern« beschrieb, lässt möglicherweise Spuren und Symptome bis in die Gegenwart hinein erkennen: »Die Mehrheit der Deutschen, ob frühere Mitläufer, Gleichgültige oder Unbeteiligte, standen vor den Trümmern der eigenen Geschichte, unfähig, sie in die eigene Biografie zu integrieren. So blieben seelische Leerstellen, schwarze Löcher, zivilisatorische Hohlräume zurück, deren Abkömmlinge Spuren in den Seelen auch der zweiten und dritten Generation hinterlassen haben.«[4] Diese Hohlräume haben als salutogenetisches Defizit mit einem fehlenden Selbstwertgefühl und einer brüchigen Identität zu tun. In ihnen sammeln sich – bildhaft ausgedrückt – Selbsthass und Selbstzweifel. Allerdings werden sie nicht jeweils bei sich selbst diagnostiziert, sondern bei anderen gesucht, dann natürlich auch gefunden und bekämpft.

Auch im Nachkriegsdeutschland gibt es dauerhaft immer

wieder wechselnde Gruppierungen, die entwertet oder böser Vorhaben bezichtigt werden. Zum Beispiel:

- die Sozialisten/Kommunisten,
- die »Fremdarbeiter«, später ab Mitte der Sechzigerjahre »Gastarbeiter«,
- die Studenten/Langhaarigen,
- die »terroristischen Linken«,
- »die« Türken,
- die »Ossis« / die »Wessis«,
- »die« Lehrer,
- »die« Ärzte.

Aber nicht nur diese »deutsche Entwertungstradition«, sondern auch noch andere gegenwartstypische Strömungen lassen Entwertung als »normales« Kommunikationsmuster erscheinen:

- Mit dem Druck, den die angloamerikanische Variante des Kapitalismus ausübt, werden Arbeitsplätze als bloße Kostenfaktoren angesehen. Als selbstverständlich gilt es, diese zu verringern. Die Entscheidungen der Manager in diesem System sind fast ausschließlich an den Aktionärsinteressen (Shareholder-Value) interessiert. Dies bedeutet eine entschieden größere Distanz zu den Arbeitnehmern als im so genannten »Rheinischen Kapitalismus«, der bislang in Kontinentaleuropa vorherrschte. In diesem waren die Entscheidungen noch auf Dauerhaftigkeit und Konsens ausgerichtet, ermöglichten eine relative Loyalität gegenüber den Arbeitnehmern.
- Mit dem Geldmangel der Krankenkassen – zum Beispiel auf Grund der veränderten Alterspyramide und der hohen Arbeitslosigkeit – werden Kranke zu Kostenfaktoren

und Ärzte zu Kostentreibern deformiert. Mit der Einführung der Fallpauschalen – pro definiertes Krankheitsbild – in die Krankenhausbehandlung war kein Land bislang so gründlich wie Deutschland. »Caritas« (Nächstenliebe), Achtung und Zuwendung werden über die Fallpauschalen nicht vergütet.

Diese Entwertungs- und Beschämungstendenzen gehen leider unmerklich immer mehr in unser alltägliches Denken mit ein, gehören zur »Normalität«.

Entwertung und Beschämung zerstören aber Beziehung und Beziehungsfähigkeit auch im Schulunterricht. Und je größer dann noch die Klassen, je beziehungsunfähiger die Lehrer und Lehrerinnen (geworden) sind, desto schrecklicher die Destruktion durch wechselseitige Entwertung im Unterricht. Von daher mag es durchaus einen salutogenetischen Sinn machen, über das eigene »Beschämungspotenzial«, das sich dann im Unterricht entfalten kann, an geeigneter Stelle nachzudenken. Wie zum Beispiel in einer *Balint-Gruppe*:[5]

»In der Balint-Gruppenarbeit haben die LehrerInnen die große Chance, die Motive für die wechselseitigen Entwertungen und Diffamierungen zwischen Schülern und Lehrerschaft zu *verstehen*. Die Hintergründe und Motive für das eigene Verhalten – auch in der Abhängigkeit von den KollegInnen und Eltern – können beleuchtet und durchschaut werden. Hilfreich sind dabei für die LehrerInnen auch die ›holding-function‹ der Gruppe sowie das Erleben, dass die Kollegen und Kolleginnen mit gleichen Schwierigkeiten zu kämpfen haben. Auf diese Weise kann das Funktionsideal des Lehrers korrigiert werden, das immer noch an dem des unbesiegbaren pädagogischen Einzelkämpfers orientiert ist.

Allzu schnell macht ein solches Einzelkämpferideal den Lehrer zum ›Loser‹ oder zum Rambo. Gerade mit der Balint-Gruppenarbeit zeigt sich in der bürgerkriegsähnlichen Schulatmosphäre die konkrete Chance, etwas zum Frieden beizutragen.«[6] Eine Unterbrechung des Teufelskreises wechselseitiger Feindrollenzuschreibung und eine Reflexion des gesellschaftlichen Auftrages zur Produktion von Leistung und Tüchtigkeit könnten neben vielen anderen positiven Auswirkungen sich auch als wertvolles Instrument zur Vermeidung von Beschämung erweisen.

»Die Balint-Gruppe bietet – und das ist entscheidend für die Wirksamkeit in der Zeit – berufsbegleitend die Möglichkeit zum kontinuierlichen kollegialen Erfahrungsaustausch über die Grenzen der eigenen Institution hinaus. Sie regt zur Bearbeitung emotionaler Konflikte im professionellen Handeln an, fördert die Entwicklung situationsadäquater Schutzmechanismen und eine professionelle Haltung mit je nach Erfordernissen oszillierendem emotionalem Engagement.«[7]

Zu dem Zeitpunkt, an dem Markus sein »Zeugnis« in Form der Abi-Zeitung bekam, war es für die Hilfe durch eine Balint-Gruppe möglicherweise zu spät. Aber sehr wahrscheinlich wäre es für ihn hilfreich gewesen, schon vor dem Eklat über seine Begegnungsweisen im Unterricht nachzudenken. Zum Beispiel darüber, wie die Begegnung sich zwischen ihm und seiner Schülerin Katja (siehe Kapitel 1 und 4) gestaltet. Hierfür ein fiktives Beispiel:

»Die meisten Mädchen haben kein Interesse an der Physik, aber da muss man eben durch (…) Nur die Katja, die geht mir irgendwie auf die Nerven, wenn ich die sehe (…)« Markus löst mit seiner eher beiläufigen Äußerung bei den Teilnehmerinnen der Gruppe lebhaften Widerspruch aus. Von dem Leiter der Gruppe wird die Aufmerksamkeit auf den zweiten Teil dieser Äußerung gelenkt und mit der Einladung verbunden, über das »irgendwie« Fantasien zu entwickeln. Markus wird gebeten, zuvor noch mehr über Katja zu berichten: über ihr Verhalten in der Schule im Allgemeinen und in seinen Fächern im Besonderen, ihre Freundschaften und Interessen, ihre Lebensgeschichte ... Markus fällt auf, dass er von Katja recht wenig weiß. »Als Fachlehrer ist es aber auch gar nicht möglich, von allen Schülern Ausführliches zu ihrer Lebensgeschichte zu wissen«, verteidigt er sich. Ihm wird darin zugestimmt. Aber – so auch eine Äußerung in der Gruppe – wenn wir einem Schüler gegenüber besonders negative Gefühle haben, mag dies eine Einladung darstellen, mehr von diesem Schüler oder der Schülerin in Erfahrung zu bringen. Indem einige Gruppenteilnehmer sich mit Katja identifizieren, andere mit deren Mutter, wird nach Markus' Bericht auch darüber nachgedacht, was es für Katjas Mutter bedeutet, als Alleinerziehende ihre Tochter in ihrer schulischen Laufbahn zu begleiten. Eine Teilnehmerin weist darauf hin, dass der Anteil der Alleinerziehenden an den Familien mit Kindern in Deutschland in den letzten dreißig Jahren deutlich angestiegen ist (1970 waren es noch 8 %, 1997 schon 20 %)[8]. Einer weiteren Teilnehmerin, die sich mit Katja identifiziert, fällt dazu ein: »Der Katja fehlt der Vater. Ich stelle mir vor, wie sie am Fenster steht und darauf wartet, dass der Vater kommt, sie besucht, sie endlich wahrnimmt. Sie hat dem Vater ein Bild gemalt. Der sieht sich das aber nur ganz kurz an, sagt beiläufig: ›Fein hast du das gemacht‹, um dann etwas ungeduldiger zu sagen: ›Mach dich fertig, wir wollen jetzt Eis essen gehen!‹« Markus hat an dieser Stelle flüchtig vor Augen, wie er selber seinen Eltern einen Schulaufsatz zeigt, diese aber nur beiläufig hinschauen und »schön, schön« sagen. Gleichzeitig verstärken sich seine Rückenschmerzen. Ihm dämmert, dass er als Lehrer häufig auch in der Rolle des Vaters erlebt wird und dass Katja keinen Computer darstellt, der mit Daten gefüttert wird. In der Gruppe kommt dann noch weiter zur Sprache, dass der Vater von Katja wegen seiner Unfähigkeit, sich auf seine Tochter einzustellen, bislang nur mit negativer Kritik bedacht worden ist, keiner jedoch spontan Fantasien dazu entwickelt hat, warum der Vater wohl so wenig Wahrnehmung zeigen konnte. »Wahrscheinlich, weil er selber so wenig wahrgenommen worden ist (…)« An dieser Stelle entwickelt die Gruppe dann verstehendes Interesse, nicht nur für Katjas leiblichen Vater, sondern implizit auch für ihren »Unterrichtsvater« in der Gestalt von Markus Herbart.

Solche und weitere Erfahrungen in der Balint-Gruppenarbeit werden an der aktuellen Situation der Klasse wahrscheinlich nicht sofort etwas ändern, aber sie ermöglichen auf Dauer mehr Gelassenheit, Freundlichkeit und Akzeptanz auch bei Lernschwierigkeiten auf der einen Seite sowie die offen vorgetragene Bitte und Forderung, als Lehrer geachtet werden zu wollen, auf der anderen Seite. Die bisherige Botschaft an die Klasse lautete nur: »Strengt euch für das Fach Physik an, damit ich mich selber als Physiklehrer besser akzeptieren kann!« Dies ist dann von den Schülern zumeist als »Friss oder stirb!« verstanden worden.

Die Balint-Gruppenarbeit ermöglicht einen anderen Beziehungshorizont, nämlich einen, in dem wechselseitig persönliche Darstellung und Wahrnehmung jenseits von Be- und Entwertung oder Verachtung möglich sind.

Eine Balint-Gruppe hätte aber auch vor der »Großartigkeitsfalle« bewahren helfen können, wie sie im Folgenden noch skizziert wird:

Die Großartigkeitsfalle

Jens beginnt seine Lehrerlaufbahn mit hohen Idealen. Insbesondere für das Fach Musik engagiert er sich bei den Schülern, Kollegen, Eltern, den vorgesetzten Dienstbehörden. Er schafft es, dass Klassen mit dem Schwerpunkt Musik eingerichtet werden, die über Jahre beachtliche Erfolge nicht nur im Fach Musik, sondern auch in den anderen Fächern aufweisen. Jens ist glücklich. Ein ehrgeiziges musikalisches Projekt, das er nach zwei Jahren kontinuierlichen Unterrichts in einer Klasse aufführen will, wird allerdings – obgleich die Proben gut liefen – nur ein mäßiger Erfolg. Gerade die Schülerinnen und Schüler, von denen er es am wenigsten erwartet hätte, versagen.

Die nächste Klasse übernimmt Jens für drei Jahre. Auch diesmal läuft alles erfolgreich an, obschon die Schülerinnen und Schüler aufsässiger sind, »motzen« …

Das großartige Werk, das er diesmal mit seinen jetzt in der Pubertät angelangten Schülerinnen und Schülern geplant hat, kommt erst gar nicht zur Aufführung, da die Schüler immer häufiger bei den Proben fehlen, stänkern oder ganz aussteigen. Die Spannungen zwischen Jens und seinen Schülern nehmen so starke Ausmaße an, dass er zutiefst enttäuscht das Vorhaben abbricht.

Was war schief gelaufen bzw. was hätte anders laufen können?

Jens war Weltverbesserer, aber auch Einzelgänger. Er musste vielen beweisen, dass das, was er tat, richtig war. Um dies auf Dauer durchzuhalten, war er auch auf positive Rückmeldungen und Anerkennung angewiesen. Je schwieriger, je großartiger die Projekte waren, die er vorhatte, desto mehr gewannen diese Werke eine Eigendynamik, d. h., desto mehr musste Jens auf die Qualität des »Produktes« achten als auf die Schüler. Diese wiederum empfanden, dass für Jens das Werk immer wichtiger wurde und sie in seinen Augen und Ohren »zu bloßen Ausführenden degradiert wurden«. Dem versagten sie sich, indem sie – wie im erstgenannten Beispiel – versagten.

Zur Pubertät gehört nun auch, dass Jugendliche genau das entwerten und in Frage stellen, was den Erwachsenen, vorzugsweise den Eltern und Lehrern, lieb, heilig und teuer ist. Hinzu kommt der Anspruch: »Wir finden zwar alles das, was euch wichtig erscheint, ätzend, behaltet uns aber dennoch lieb, verliert uns nicht aus den Augen!« Während man nun bei dem ersten Projekt, das nur ein mäßiger Erfolg wurde, noch zweifeln mag, ob dies mit pubertärer Aufsässigkeit zusammengehangen haben mag, war es bei dem nächsten unübersehbar. Jens hatte kein so stabiles Selbstwertgefühl, dass er einen neuerlichen Misserfolg hätte gelassen hinnehmen können. Zu viel stand für ihn auf dem Spiel. Die Anerkennung und die Freiräume für sein Projekt, das Gefühl, etwas verändern zu können, alles das, was er sich im Laufe der Jahre erkämpft hatte, wäre nun auf einmal in Frage gestellt gewesen. Die Schülerinnen und Schüler spürten durchaus, dass ihr Lehrer sich selbst und anderen etwas beweisen musste, dass sie in gewisser Hinsicht nur die Schachfiguren in einem Spiel waren.

Leider wird dem Trend, sich zu beweisen, zu profilieren, ein »Schulprofil« *in Konkurrenz* zu den anderen Schulen zu entwickeln, durch ministerielle Erlasse immer mehr Vorschub geleistet. Wobei doch auch gilt, dass jenseits ministerieller Erlasse ein *spontan* von Lehrern, Schülern und Eltern entwickeltes Profil durchaus hilfreiche Reflexionen in Gang setzen kann – so, wie es z.B. an skandinavischen Schulen möglich ist. Auch hier wäre die Balint-Gruppe ein guter Ort, die sich daraus ergebenden Möglichkeiten wie auch Versuchungen, »etwas Großartiges« zu produzieren, kritisch zu reflektieren, bevor engagierte Lehrerinnen und Lehrer in die Großartigkeitsfalle stolpern und innovative Ideen und Konzepte verschlissen werden.

Das heißt nun aber nicht: Schuster bleib bei deinen Leisten. Im Gegenteil. Gerade ein gelungenes anspruchsvolles Werk kann bei allen Beteiligten Selbstwertgefühl und Lust an neuen Ideen unglaublich beflügeln. Aber: Je schwieriger das Werk, desto mehr sollte nicht nur über die technische Umsetzung, sondern auch über die Beziehungsdynamik während dieses Prozesses nachgedacht werden.

Begeisterungsfähigkeit muss gepflegt werden.

Vieles von dem, was uns begeistert, ist uns zunächst von anderen aufgezeigt worden. Wie aus dem vorgelebten Sinn ein Eigen-Sinn wird, ist Thema der nächsten Kapitel. Hierzu müssen wir uns noch einmal die ganz frühen Begegnungsweisen zwischen Mutter und Kind sowie die damit verknüpften neurobiologischen Prozesse anschauen.

XVII
Über Spiegelneuronen, Nachahmung und Eigen-Sinn

»Am Anfang ist Beziehung. Der Mensch wird am Du zum Ich.«

Martin Buber

Es begann, zunächst ganz unspektakulär, in Parma: Die Neurophysiologen Vittorio Gallese und Giacomo Rizzolatti untersuchten Anfang der 90er-Jahre einen bestimmten Teil der Hirnrinde (den so genannten *prämotorischen Cortex*) von Affen. Die Forscher ermittelten dabei über ein spezielles EEG *(Elektroenzephalogramm)* weitere Einzelheiten dieser Hirnregion, die für zielgerichtete Handlungen gebraucht wird. Erwartungsgemäß »feuerten« die für die Bewegungsabläufe zuständigen motorischen Zellen ihre elektrischen Erregungspotenziale, wenn von dem Affen bestimmte Handlungen ausgeführt wurden – wie zum Beispiel: nach einer Erdnuss greifen. Und dann kam die Sensation: Zufällig beobachteten die Forscher, dass *dieselben* Zellen, die sich mit ihrem elektrischen Erregungspotenzial für die motorische Ausführung einer bestimmten Handlung als zuständig ausgewiesen hatten, auch elektrische Aktivität zeigten, wenn der Affe eine *identische Handlung* beim Versuchsleiter oder einem Artgenossen *beobachtete.* Demnach gerieten die Zellen sowohl in Erregung, wenn der Affe selbst nach einer

Erdnuss griff, als auch, wenn er wahrnahm, wie andere Affen oder der Versuchsleiter eine Greifbewegung nach der Nuss ausführten. Damit war die scheinbar unumstößliche Lehre gekippt, dass Nervenzellen *entweder* für die Wahrnehmung *oder* für die Bewegung zuständig sind, keinesfalls aber ein und dieselbe Nervenzelle beide Funktionen steuern kann. In weiterführenden Folgeexperimenten feuerten die – zunächst nur für motorische Aktivität als zuständig ausgewiesenen – Neuronen auch, wenn die Affen das Knacken einer zerbrechenden Nussschale *hörten*, ohne dass sie den Vorgang selber sahen. Allerdings war die elektrische Aktivität intensiver, wenn die Erdnüsse von Affen – auf »affentypische Weise« – zerbrochen wurden, im Unterschied zu den Geräuschen, die entstanden, wenn dies von Menschenhand geschah.

Rizzolatti und Gallese nannten die von ihren entdeckten Neuronen *Spiegelneuronen*.

Auch beim Menschen wird nun auf Grund neuerer Untersuchungen mit der so genannten funktionellen Bildgebung die Existenz solcher Neuronen immer wahrscheinlicher. Die ersten Zellen fanden sich im so genannten *Broca-Zentrum*, dem Sprechzentrum im menschlichen Gehirn, das zugleich auch für die Gestik benötigt wird. Und eben diesem Broca-Zentrum entspricht der prämotorische Cortex der Affen.

Die Entdeckung der Spiegelneuronen hat eine fieberhafte Forschungsaktivität ausgelöst. Zwar ist vieles noch ungeklärt, dennoch wird schon heute die Entdeckung der Spiegelneuronen als wissenschaftliche Tat von höchstem Rang angesehen.

Die Spiegelneuronen stecken dahinter, wenn ein Säugling das Lächeln oder die Laute der Mutter nachahmt, im Laufe der Zeit Gestik, Mimik, Sprachmelodie und Sprache der

Kinder denen ihrer Eltern immer ähnlicher werden. Über die Spiegelneuronen lernen wir also auch das Sprechen und Sprachen. Und viel schneller lernen wir ebenso ein Musikinstrument oder ein Fahrrad zu beherrschen, wenn wir den Umgang damit bei einem Modell (Lehrer) wahrnehmen. Auch das, was unter *Resonanzverhalten* zu verstehen ist, hat mit den Spiegelneuronen zu tun: Gähnen, Lachen, Weinen, bestimmte Körperhaltungen im Gespräch wirken einfach ansteckend, wenn wir nicht bewusst versuchen gegenzusteuern. Und wenn wir bei einem spannenden Fußballspiel vor dem Fernseher sitzen, tritt unser Fuß schon einmal gegen einen nicht vorhandenen Ball – auch hier sind die Spiegelneuronen aktiv. Sie sind so gesehen »Zwischenstation« zwischen der Wahrnehmung einer Bewegung und dem Erfassen ihrer *Bedeutung* innerhalb eines Bewegungskontextes: *Jetzt* ist der richtige Augenblick, den Ball auf das Tor zu schießen. Zugleich läuft über die Spiegelneuronen die Ausführung der als sinnvoll erkannten Bewegung.

Es ist allerdings das »Schicksal« des Zuschauers, dass er den aktuellen Gesamtbewegungszusammenhang eines Spieles – d. h., wenn man so will, dessen Choreografie – oft umfassender wahrnimmt als der Spieler selbst, aber leider nicht mitspielen darf. Die motorischen Impulse des eigenen – aus der Wahrnehmung resultierenden – Spielkonzeptes werden bei den Zuschauern über den schon im dritten Kapitel genannten *Gyrus präfrontalis* kontrolliert und zumeist unterdrückt. Es sei denn, der Impuls ist, wie bei einer aktuellen Torchance, zu stark. Dann spielt unser Fuß plötzlich mit. Ähnliches kennen wir auch, wenn wir als Beifahrer in einer kritischen Situation »auf die Bremse treten«. Oder der Gyrus präfrontalis ist, wie bei manchen hyperaktiven Kindern, nicht ausreichend entwickelt, und es brechen spontan auch schwächere motorische Handlungsimpulse durch – gegen die Spielregeln.

Über die Spiegelneuronen können wir uns vertraute Menschen auch von ferne schon allein an ihrem Gang erkennen, ebenso auch die Stimmung unseres Gegenübers auf Grund von dessen Mimik und Motorik. »Sobald wir mit einem Menschen in Kontakt treten, interagieren unsere Körper miteinander, tasten sich fortwährend ab, lösen subtile Empfindungen ineinander aus. Wir geraten in eine Art Kräftefeld, in eine eigenständige Sphäre von Wechselwirkungen, die wir nicht oder jedenfalls nur sehr begrenzt steuern und kontrollieren können. Unsere Körper verstehen einander, ohne dass wir genau sagen könnten, wodurch und wie das geschieht.«[1] Dieses Verstehen beruht auf einem Wechselspiel von impliziter Wahrnehmung und Darstellung. Und zwar Darstellung des Eigenen und Wahrnehmung des Du.

Dieses Wechselspiel beginnt in der Interaktion zwischen Mutter und Kind. In dieser scheint der Säugling zunächst »bloß« etwas nachzuahmen, wenn er, wie die Mutter, eine »Schnute zieht« oder lächelt. Aber mit dieser Nachahmung gestaltet und erlebt er zugleich etwas Eigenes, das von der Mutter auch als solches identifiziert wird. Nämlich seinen interaktionellen Dialoganteil und die Freude am Dialog selbst, die Lust an der Interaktion, das Interesse am sozialen Umfeld. All dies gründet in einem spontanen Lerninteresse, das aber zur Realisierung eines leibhaftigen Gegenübers bedarf. Donald Winnicott postulierte Ähnliches schon vor Jahrzehnten (1971):

»Was erblickt das Kind, das der Mutter ins Gesicht schaut? Ich vermute, im Allgemeinen das, was es in sich selbst erblickt. Mit anderen Worten: Die Mutter schaut das

149

Kind an, und *wie sie schaut, hängt davon ab, was sie selbst erblickt.*«[2]

Natürlich ahmt die Mutter wiederum nicht nur das Kind nach, sondern sie vermittelt ihr Eigenes, indem sie das, was sie zurückspiegelt, in szenische Zusammenhänge bringt, über die das Kind allmählich lernt, seine Gefühle zu identifizieren: »Der Hauptanteil des gesamten Affektspektrums, das vom Kind wahrgenommen werden kann, ist im Alter von zwei bis sieben Monaten nur in Gegenwart und durch die interaktive Vermittlung eines Anderen erlebbar« – so Daniel Stern.[3]

Für diese frühen Lernprozesse, gerade auch im Hinblick auf die Fähigkeit, die eigenen Gefühle »lesen zu können«, ist es von großer Bedeutung, dass die Mutter das Lächeln ihres Säuglings auch wahrnehmen kann (und beim Stillen nicht auf den Fernseher schaut) und ebenso auch in der Lage ist, darauf zu antworten (was ihr in einer depressiven Verstimmung dann nicht mehr möglich ist).

Bei ungestörtem Ablauf werden aber in dem Dialog zwischen Säugling und Eltern faszinierende soziale, psychische und biologische Prozesse in Gang gesetzt. Auch über Letztere wird die Bindung zwischen Säugling und Eltern weiter stabilisiert:

»Erst in jüngster Zeit wurde entdeckt, dass der persönliche Kontakt mit einem Säugling beim Erwachsenen in der Hirnanhangdrüse (Hypophyse) ein Gen aktiviert, welches das Hormon Oxytocin herstellt. Da die Medizin Oxytocin lange Zeit nur bei Müttern im Verlauf der Geburt untersucht hatte, wusste man über dieses Hormon bis vor kurzem nur, dass es bei der Frau nach der Geburt den Milchfluss beschleunigt und die gedehnte Gebärmutter wieder verkleinert (zu diesem Zweck wird dieses körpereigene Hormon übrigens auch künstlich hergestellt und nach der Geburt als Medikament verabreicht).

Wie sich inzwischen zur allgemeinen Überraschung herausgestellt hat, wird die Produktion von Oxytocin auch bei Vätern (!) nach der Geburt ihres Kindes in Gang gesetzt. Daraufhin hat man im Rahmen größerer Untersuchungen festgestellt, dass das Gen für Oxytocin immer dann ›angeschaltet‹ wird, wenn Menschen stark emotional ›besetzte‹ Bindungen eingehen, zum Beispiel sich verlieben (...). Der Effekt von Oxytocin ist, dass Verhaltensweisen verstärkt werden, welche die Bindung sichern. Insofern ist es ›sinnvoll‹, dass dieser geniale neurobiologische Mechanismus die Bindungsbereitschaft, die Zuwendung und damit auch den notwendigen Signalaustausch zwischen Mutter, Vater und Säugling unterstützt.«[4]

Menschliches Lernen ist von der Affektdifferenzierung im Säuglingsalter bis zur ethischen Reflexion in der Adoleszenz an persönliche Beziehungen gebunden. Vielfältige neurobiologische Prozesse, die die körperliche Grundlage für dieses Lernen abgeben, können nur in der dialogischen Zwischenleiblichkeit von Lernendem und Lehrenden ausreichend aktiviert werden.

Fazit:
Alle Lernprozesse brauchen mindestens bis zum zwanzigsten Lebensjahr menschliche Nähe. Diese ist sowohl für das Lernen wie für die Gesundheit des Menschen eine wesentliche salutogenetische Ressource.

XVIII
Wahrnehmung, Nachahmung und Darstellung des Wesentlichen

»Malen hat für mich deutlich die Nebenbedeutung des Widerstandes gegen meine Eltern, der Rebellion gegen Autorität, auch gegen die innere Autorität, gegen mein Pflichtgefühl, mein Überich.«

Piet C. Kuiper

Das wahrnehmende Lernen über Spiegelneuronen scheint, isoliert betrachtet, zunächst bloß Nachahmung zu meinen, aber indem das Kind nachahmend sich etwas aneignet, wird dieses zugleich das Eigene, das etwas Wesentliches, d. h. zum Wesen des Kindes Gehörendes, darstellt.

Wenn der kleine Jan (siehe Kapitel 5) flügelschlagend und schnatternd seine Enten nachahmt, passiert unglaublich viel. Jan teilt mit, dass er

- die Enten bewundert,
- jetzt selbst so stark und gewandt ist wie die Enten,
- in seinem Terrain – dem Garten – jetzt so gut beheimatet ist wie die Enten und
- bitteschön, liebe Eltern, auch euch gegenüber nicht mehr so klein und hilflos ist, sondern vermöge seiner Enteneigenschaften (»Enten-Skills«) ein ganz schönes Stück Autonomie dazugewonnen hat.

Jans nachahmende Darstellung ist ein schöpferischer Akt, über den er mit großer Freude etwas *Wesentliches* von seiner inneren und äußeren Wirklichkeit seinen Zuschauern – den Eltern – mitteilt.

Die Freude an der Nachahmung der mit den Sinnen erfahrbaren Wirklichkeit als schöpferischem Akt beschreibt schon Aristoteles (383–322 v. Chr.) als ursprüngliche Freude des Menschen.[1] Diese könne man besonders gut bei Kindern wahrnehmen. Sie rühre daher, dass über eine nachahmende Darstellung etwas *wiedererkannt* werden könne. Für Aristoteles ist nicht entscheidend, dass in der Nachahmung eine exakte Kopie des Vorbildes erstellt wird, sondern über den Prozess des Wahrnehmens und Darstellens sich das Wesentliche entbirgt. Und eben dies meint schöpferische Produktion und nicht nur Reproduktion.

Leider unterscheiden wir in unserer Alltagssprache nicht mehr zwischen Produktion und Reproduktion. Wenn wir von der Produktion in der Wirtschaft sprechen, dann haben wir eher ein Fließband vor Augen als ein einmaliges Produkt als Original – von dem dann allerdings fließbandartig Reproduktionen (Kopien) hergestellt werden können.

Die Rückbesinnung auf das, was eine schöpferische Produktion im Unterschied zur Reproduktion meint, ist auch für den Schulunterricht nicht ohne Belang. Hierzu ein kleines Beispiel: Die Kinder eines dritten Schuljahres haben im Kunstunterricht (der Zweitautorin) Schmetterlinge gemalt – Schmetterlinge, denen man das »Schmetterlingshafte« so richtig schön ansehen kann. »Aber für mich ist das gar kein richtiger Schmetterling«, meldet sich eine kritische Stimme, »der hat ja zwei verschiedene Flügel!« Stimmt – *so* gesehen. Trotzdem vermittelt das Bild ganz viel von dem, was einen Schmetterling auszumachen scheint.

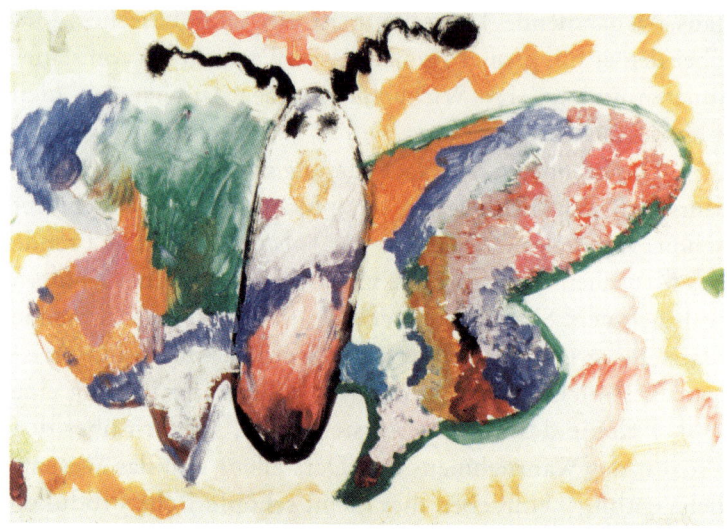

Dieser Widerspruch in den Sichtweisen und Meinungen ist fast zweieinhalb Jahrtausende alt. Für Platon (427–347 v. Chr.) galt ein Bild nur etwas, wenn der auf ihm abgebildete Gegenstand möglichst naturgetreu dargestellt war. Allerdings vermittelte ein Bild für ihn grundsätzlich nur eine Wirklichkeit »dritter Klasse«. Hingegen bezeichnete er das unmittelbar mit unseren Sinnen Wahrgenommene als eine Wirklichkeit »zweiter Klasse« (siehe »Igelbild« S. 155).

Die Wirklichkeit »erster Klasse« (die Welt der »Ideen«) liegt bei Platon jenseits unserer sinnlichen Wahrnehmungsmöglichkeiten und ist uns nur gedanklich über ein inneres Schauen zugänglich.

Die unmittelbar mit unseren Sinnen erfahrbare Welt als Wirklichkeit zweiter Klasse stellt eine unzuverlässige, trügerisch-täuschende Abbildung dieser Wirklichkeit erster Klasse dar. Und ein Bild ist dann eine noch fragwürdigere Nachahmung dieser sowieso schon unzuverlässigen Abbildung der »wahren« Wirklichkeit.

Aristoteles hat diese Vorstellung Platons vom Kopf auf die Füße gestellt. Für ihn ist nicht die Strenge der Reproduktivität entscheidend, sondern der schöpferische Akt, das Eigenproduktive in der nachahmenden Darstellung, über die – wie schon erwähnt – etwas *wiedererkannt* werden kann. Aber das Wiedererkennen bezieht sich nicht auf den Grad der Übereinstimmung von Urbild und Abbild. Vielmehr bedeutet dieses »Wiedererkennen, dass man das Gesehene auf das Bleibende, Wesentliche hin sieht (…) Was (…) sichtbar wird, ist also gerade das eigentliche Wesen (…)«[2]. Das in unserem Fall eben ein Konzept vom »Schmetterlingshaften« wäre.

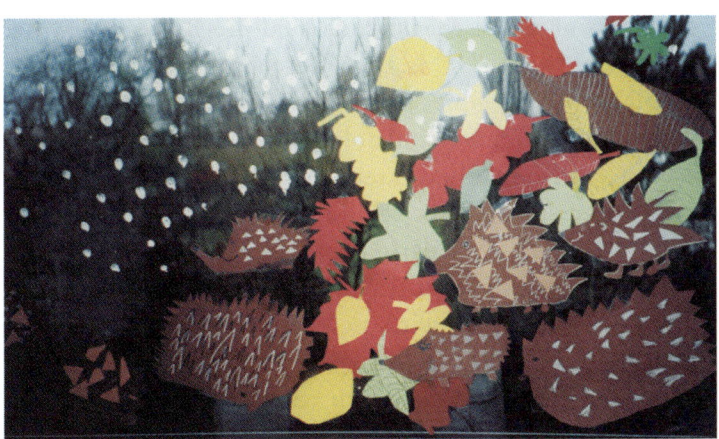

In der schöpferischen Darstellung, gleich ob Erzählung, Schauspiel, Tanz, Bild, Musik, entbirgt sich also gerade die – nach Platon nur im inneren Schauen erfassbare – »Wirklichkeit erster Klasse«. Über das Wiedererkennen im schöpferischen Handeln wird nicht nur »das Allgemeine sichtbar«, sozusagen die »bleibende Gestalt«. Im Erkennen des Wesenhaften »liegt auch, dass man sich in gewissem Sinne selber mit erkennt«[3]. Die Schmetterlingsdarstellung spiegelt das Sehen, die Bewegung und das Bewegtsein unserer jungen Malerin wider. Und natürlich auch Bewegung als das Wesenhafte des Schmetterlings … »Alle Wiedererkennung ist Erfahrung steigender Vertrautheit, und alle unsere Welterfahrungen sind letzten Endes Formen, in denen wir die Vertrautheit mit dieser Welt aufbauen.«[4] Rodula, unsere junge Malerin, wird in ihrer Wahrnehmung das Tänzerisch-Gaukelnde des Schmetterlingsfluges mit ihren eigenen Bewegungsempfindungen gut verknüpft haben. Voller Grazie, Temperament und Lebensfreude sind die Bewegungen der kleinen Griechin selbst. In dem Wesenhaften des Schmetterlingsbildes scheint – hier überdeutlich – auch Rodulas Identität auf. Nicht immer sind solche Zusammenhänge so einfach wie bei Rodula und ihrem Bild zu erkennen. Vielmehr ist es ja oft erst die Chance eines Bildes oder einer anderweitigen Darstellung, dass darin bislang Verborgenes, aber dennoch Wesenhaftes – im aristotelischen Sinne – beim Betrachten allmählich deutlich wird, sich entbirgt.

Die »Vertrautheit mit der Welt« entfaltet sich mit den Konzepten vom Wesenhaften in schöpferischen Darstellungen. Sie ist da zu spüren, wo Kinder ihren produktiven Eigen-Sinn zeigen dürfen. Demnach ähnelt Vertrautheit mit der Welt in verblüffend vielen Aspekten dem Kohärenzgefühl. So erweist sich die Freude am schöpferischen Gestalten erneut als salutogenetisch bedeutsam.

Der an die Spiegelneuronen gebundene psychische Entwicklungsprozess von der Nachahmung zur Entfaltung eigener Konzepte vom Wesentlichen ist allerdings störbar. »Es gibt Personen, die sich an kleinste unbedeutende Details erinnern können, die zum Beispiel nach einem Blick auf ein kompliziert verziertes Gebäude das Gebäude in allen Details aus der Erinnerung zeichnen können. Nadia, ein geistig behindertes dreieinhalbjähriges Kind, konnte plötzlich und ohne Training perfekt perspektivisch richtig aus dem Gedächtnis natürliche Szenen zeichnen wie dieses Pferd.

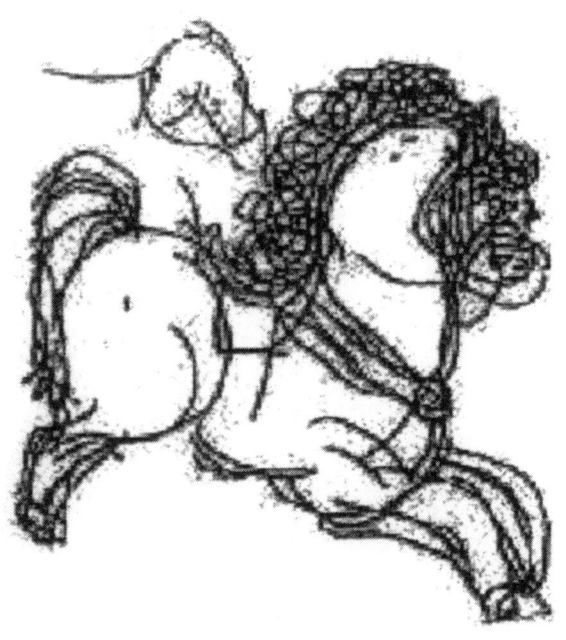

Gesunde Kinder etwa im Alter von Nadia zeichnen wie die Kinder in der unten stehenden Figur, sie zeichnen nicht, was sie sehen, sondern sie zeichnen ihr geistiges Schema eines Pferdes, ihr *Konzept*.

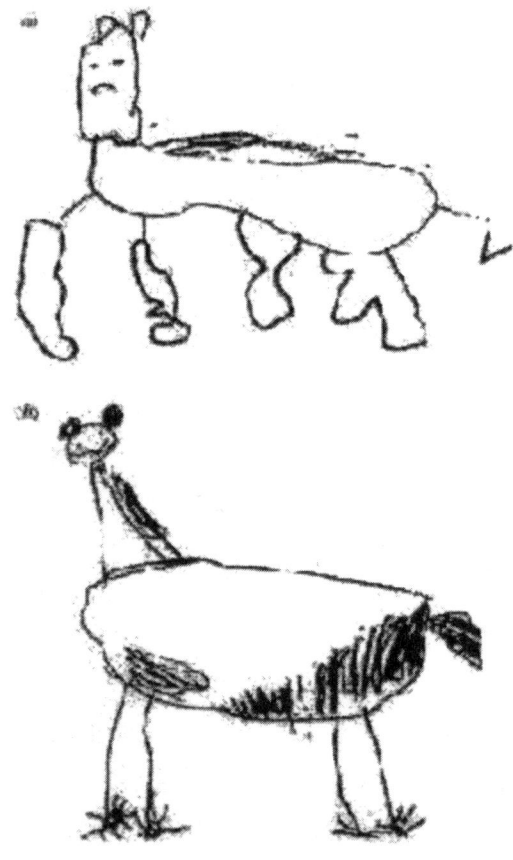

Es gibt gute Gründe anzunehmen, dass die erstaunlichen Fähigkeiten (Nadias) auf einem Mangel, einem Defekt beruhen, einer gestörten Fähigkeit, *Konzepte* zu bilden (…).

Wir können also annehmen, dass wir alle Informationen im Gehirn haben, um so perfekt zu zeichnen und uns an alle Details zu erinnern. Dann muss es offensichtlich ein evolutionärer Vorteil gewesen sein, im Interesse eines Denkens in Konzepten auf diese Fähigkeiten zu verzichten (...). Dieses Denken in Konzepten ermöglicht, Wichtiges von Unwichtigem zu unterscheiden, ermöglicht Originalität, Kreativität und Lernen.«[5] Die Spiegelzellen werden demnach schon früh so weit verschaltet, dass auf dieser Grundlage das herausgefiltert wird, was dem Kind als wesentlich erscheint. Dumm nur, wenn dann ein Erwachsener kommt und sagt: Das ist doch gar kein Pferd, Vogel, Schmetterling ...

Aber wenn es dem Erwachsenen gelingt, zunächst ohne Kommentar dem Kind beim Malen zuzuschauen, dann lässt er sich vielleicht auch von der Freude anstecken: »Schön, dass du so gerne malst (...)!«

Eigene Konzepte, in denen das eingefangen ist, was das Kind aus seiner Wahrnehmung für sich als sinnvoll herausgefiltert hat, transportieren Eigen-Sinniges. Allein schon dieses Transportieren, der Prozess, der zum Eigen-Sinn führt, ist wichtig, ist Grundlage aller Prozesse, die zu einer eigenen Identität führen, erleichtert die Identitäts-»Arbeit«.

Fazit:
Die Freude, die mit dem Transport von Eigen-Sinnigem verknüpft ist, erweist sich als entscheidend für eine intrinsische Lernmotivation und ist, wie auch die Fähigkeit zur Identitätsbildung, eine wesentliche salutogenetische Ressource.

XIX
Lebensfreude und Lernfreude

»(…) in unseren Spielen waren wir herrlich frei und nie überwacht. Und wir spielten und spielten und spielten (…) Wir kletterten wie die Affen auf Bäume und Dächer, sprangen von Bretterstapeln und Heuhaufen, wir krochen quer durch riesige Sägemehlhaufen, lebensgefährliche unterirdische Gänge entlang, und wir schwammen im Fluss, lange bevor wir überhaupt schwimmen konnten (…) Ich kann mich auch nicht erinnern, dass unsere Mutter uns je Vorwürfe gemacht hätte, wenn wir mit zerrissenen oder beschmutzten Kleidern nach Hause kamen. Wahrscheinlich hielt sie solche Pannen, die im Eifer des Spiels passieren konnten, für das gute Recht eines Kindes. (…) Diese Freiheit zu haben hieß aber keineswegs, ständig freizuhaben. Dass wir zur Arbeit angehalten wurden, war die natürlichste Sache der Welt. Schon mit sechs Jahren mussten wir beim Rübenverziehen und Rupfen der Brennnesseln für die Hühner helfen.«

Astrid Lindgren

Die Freude an der nachahmenden Darstellung, über die das Kind die Welt erkennt (Aristoteles), ist Lebensfreude und Lernfreude zugleich. Sie entfaltet sich im Prozess des Erkennens und ähnelt der Freude bei dem Erwerb motorisch-kognitiver Kompetenzen oder Skills (siehe Kapitel 9). Lebensfreude und intrinsische Lernmotivation sind hier identisch – und salutogenetisch bedeutsam. Aber so, wie uns der Begriff der Lebensfreude fremd geworden ist, geht den Kindern zumeist schon mit dem dritten Grundschuljahr auch die Lernfreude immer mehr verloren.[1]

Statt Lebensfreude erscheinen uns Begriffe wie »Fun« und »Genussfähigkeit« gegenwartsnäher.

Auffällig erscheint auch, dass in den wissenschaftlichen Veröffentlichungen zu Psychotherapien – auch diese stellen Lernprozesse dar – Freude kaum thematisiert wird. Nach einer Untersuchung von Günter Heisterkamp lässt sich in den über 2.200 Seiten aller deutschsprachigen psychoanalytischen Zeitschriften aus dem Jahre 1992 nur eine einzige Formulierung finden, aus der hervorgeht, dass Patient und Therapeut miteinander lachten, und kein einziger Hinweis darauf, dass sich ein Therapeut über die positive Entwicklung seines Patienten gefreut hätte.[2]

Michael Balint gehört neben Heinz Kohut, Verena Kast und Alice Miller zu den wenigen, die sich auch in ihrer schriftstellerischen Arbeit an die Freude bzw. Lebensfreude im therapeutischen Prozess heranwagten. Unvergesslich in diesem Zusammenhang auch Balints Purzelbaumbeispiel aus dem Jahre 1970 (siehe auch Kapitel 9, Eingangszitat).

Gavise Kategorien – gavis abgeleitet von lateinisch gaudere, gavisus esse: sich freuen – wie Freude, Lust und Lachen finden sich ungleich häufiger in Veröffentlichungen, die mit der beobachtenden Säuglingsforschung befasst sind. Auch die psychoanalytische Affektpsychologie traut sich immer mehr an die Freude heran. Erinnert sei an die Lächeldialoge zwischen Eltern und Kind (siehe Kapitel 3): »Bis zum Alter von sechs Monaten gibt es unter normalen Umständen bis zu dreißigtausend solcher Lächelbegegnungen (…). Mit jeder der dreißigtausend Lächelbegegnungen wächst ein Stück Wissen, dass das entstehende Selbst die Quelle der mütterlichen Freude ist.«[3] Lächeldialoge: Ausdruck von Lebensfreude und freudig gestimmten Lernprozessen zugleich!

Das erste Lächeln des Kindes erfolgt spontan im Schlaf

und wird dann im wachen Dialog durch das antwortende Lächeln der Eltern verstärkt, was wiederum des Kindes Lächeln und Freude fördert. Hier findet sich die Grundform eines positiven selbstverstärkenden Zirkels zur Lebensfreude. Solche selbstverstärkenden Zirkel entstehen auch überall da, wo ein Kind im Spiel schöpferisch etwas hervorbringt – und oft auch als Geschenk präsentieren möchte – oder, gleichfalls spielerisch, neue Fertigkeiten und Kompetenzen (so genannte »skills«) zeigt.

Kinder suchen im Laufe ihrer Entwicklung Spielsituationen, die einen zunehmenden Anforderungscharakter aufweisen: balancieren, den Ball beherrschen, klettern, Buden bauen, Computer nutzen ... Die Lebensfreude eines Kindes schließt die lustvolle Welt- und Selbsterfahrung vermöge zunehmender eigener Kompetenzen mit ein. Bei Martin Dornes heißt es in diesem Zusammenhang dazu: »Experimente lehren, dass nicht nur Trieb- und Körperlust, sondern auch Entdeckerlust und das Gefühl, in der Außenwelt sinnvolle Zusammenhänge bewirken und erkennen zu können, zentrale Motivatoren von Lebensbeginn an sind.«[4] Astrid Lindgren beschreibt in ihrer Biographie den gleichen Sachverhalt literarisch pointiert: »Als ich noch in die Vorschule ging, fragte die Lehrerin eines Tages, wozu Gott uns die Nase gegeben habe, und ein Knäblein antwortete treuherzig: ›Um Rotz darin zu haben.‹ Ach, Albin, wie konntest du nur so etwas Dummes sagen, hast du denn wirklich nicht gewusst, dass die Nase dazu da ist, damit wir uns gleich jungen Hunden durch unser Kinderleben schnuppern und schnüffeln und Seligkeiten entdecken?«[5]

Und in welcher Weise schnuppern und schnüffeln sich Kinder, Seligkeiten entdeckend, durch ihr Kinderleben? Spielend natürlich!

Gemeint ist ein Spielen im Sinne von *paidia* (griechisch: kindliches Spielen) oder *play* (altsächsisch: plegan = pflegen) – und das bedeutet leibhaftige Welterfahrung mit allen Sinnen einschließlich des Bewegungssinnes sowie der Gefühle. Diese affektu-sensomotorische Welterfahrung schlägt sich in unseren Denksymbolen nieder, auf deren Grundlage eine lebendige Fantasie entsteht. Und eben eine solche lebendige Fantasie bedeutet ein reiches Innenleben, das keiner ständig neuen äußeren Reize und Sensationen bedarf, »um etwas zu erleben«. Hierfür genügt dann ein einfaches Stück Holz, um daraus ein Auto, ein Schiff, ein Pferd, eine Puppe oder sonst etwas werden zu lassen. Fantasie lässt zaubern, ermöglicht eine unglaubliche Freiheit!

Lebensfreude speist sich aus der Innenwahrnehmung. Die Außenwahrnehmung wird durch die Innenwahrnehmung bereichert. Im Unterschied zum Spaß oder »Fun«. Bei diesen ist die Außenwahrnehmung, der »Kick« oder »Tritt«, das allein entscheidende Moment. Eine vormalig reichhaltige und positive affektu-sensomotorische Spielerfahrung hingegen transportiert implizit Lebensfreude auch in »Banal-Situationen« ohne äußeren Kick. Brombeermarmelade schmeckt mir einfach besser, wenn ich selber mal Brombeeren gepflückt und daraus Brombeermarmelade hergestellt habe (siehe Seite 77).

Der gegenwärtige »Mega-Trend« Wellness bleibt leider auch dem äußeren Erleben verhaftet, obgleich die innere Leere schon angesprochen wird. Zumindest als Marktlücke: Da soll in den Oasen des Glücks »aufgetankt« werden. Versprochen wird königliche Entspannung, die unmittelbar Sinn- und Selbstoptimierung ermöglichen soll. Sinn wird hier aber mit Erfolg und Genuss – Funktionieren und zum Ausgleich Konsumieren – verwechselt, ist somit keinesfalls mit der Sinnhaftigkeit im Salutogenesekonzept Aaron Antonovskys identisch. Diese speist sich vielmehr aus einer Innenwahrnehmung, deren Grundlage eine schöpferisch-dialogische Welterfahrung ist (vergleiche auch Kapitel 3)[6]. Die Intensität dieser Innenwahrnehmung hat nun auch etwas damit zu tun, wie wir das, was wir erinnern, einst real erlebt haben. Konnten wir verweilen, uns verlieren oder jagte ein Eindruck den anderen? Intermediärräume des Spielens und des Dialoges öffnen sich für bleibende Erinnerungen nur im Verweilen. Je abrupter – »abgerissener« – die Schnittführung des Erlebens ist, desto flüchtiger der Eindruck. Es bleibt dann nichts für die Erinnerung. Wenn bei Kindergeburtstagen ein »Event« dem anderen folgt, bleibt von dem Geburtstag kaum etwas im Gedächtnis. Wohingegen zum Beispiel Holz für ein Lagerfeuer sammeln, Stockbrot backen, ins Feuer schauen seine Zeit hat, verinnerlicht wird und als beglückende Erinnerung bleibt. Die Summe solcher Erinnerungen bereichert neue Außenwahrnehmungen. Wenn aber solch eine Innenwahrnehmung fehlt, dann ist es um die Fähigkeit, etwas zu erleben, zunächst schlecht bestellt. Im Erleben steckt ja auch etwas Prozesshaftes, genauso wie beim Erwandern, Erfahren, Erkunden … Viele Außenwahrnehmungen werden ohne Verknüpfungen mit einer differenzierten und lebendigen Innenwelt vergleichsweise schneller langweilig. »Das schockt nicht«, hieß es vor zwanzig Jahren, bevor »cool« als wertender Begriff sich durchsetzte. Und damit bei mangelnder Innenwahrnehmung eine Geburtstagsfeier doch noch das Prädikat »cool« bekommt, meinen Eltern wie Kinder, dass ein Event das andere jagen müsse. Die Gesamtwahrnehmung speist sich dann vorwiegend aus der Außenwahrnehmung mit rascher Reizfolge und hoher Reizintensität. Allerdings: Je rascher die Reizfolge, desto höher muss auch die Reizintensität sein, damit zumindest kurzfristig noch etwas hängen bleibt. Deswegen ist auch das Fast(!)-Food mit seiner starken Aromaanreicherung so beliebt, werden die Horrorvideos und PC-Spiele immer grässlicher, die Actionfilme immer explosions-, sturz- und katastrophenhaltiger, die aufwändigen Jahrmarktmaschinen immer mehr geeignet, Brechreiz zu erzeugen.[7]

Zeitgleich mit der Brutalisierung der Außenreize, die als »Kicks« für »Fun« und bleibenden Eindruck sorgen sollen, hat sich ein brutaler Umgang mit sich selbst eingestellt: vom Extrempiercing zu selbst zugefügten Schnittverletzungen (Ritzen), von den Extremsportarten bis zum Geisterfahren und U-Bahn-Surfen. Zweifelsohne kommt es bei den meisten dieser Aktivitäten im Gehirn zu einer starken Ausschüttung von *Endorphinen* – morphinähnlichen Glücksbringern –, die in dieser Konzentration sonst bei akuter Todesgefahr ausgeschüttet werden und diese besser ertragen helfen.

Selbstbeschädigende und selbstgefährdende Aktivitäten als Kick für Glücksgefühle oder zumindest für ein etwas besseres Lebensgefühl sind durchaus in der Nähe von süchtigem Verhalten angelegt. Mit Letzterem ist ein Handeln gemeint, über das ein innerer Zustand des Unglücklichseins, der Spannung und der Unruhe oder der qualvollen Leere verändert werden soll. Beendet werden soll die innere Friedlosigkeit. Jedoch führen die Wege der Sucht nicht dauerhaft zur Befriedigung, sondern zur Selbstzerstörung.

Lebensfreude und Lernfreude stehen so gesehen auch gegen die zur Selbstzerstörung führende innere Leere und Friedlosigkeit.

Grundelemente der Lebens- und Lernfreude sind unter anderen:

• das wechselseitige Wahrnehmen in Lächeldialogen,

- das Erfassen des Wesentlichen in der schöpferisch-produktiven (nicht re-produktiven) Darstellung,
- positive affektu-sensomotorische Erfahrungen im Spiel,
- Singen.

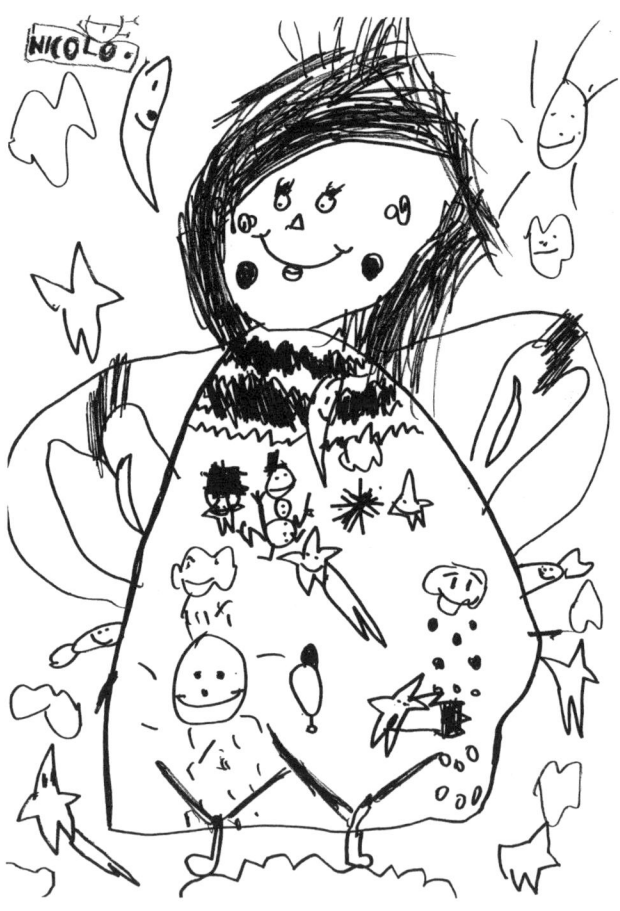

Fehlen diese Grundelemente, dann resultiert daraus sehr oft eine Unfähigkeit, sich zu freuen, *(Anhedonie)* sowie eine fehlende Motivation, ohne sofortige Erfolgsaussichten oder ohne sofortige Belohnung etwas Neues auszuprobieren. Bei geringer *Frustrationstoleranz* bildet sich ein Teufelskreis von Missmut und Misserfolg, aus dem sehr schwer herauszufinden ist. Die Folgen sind sehr oft – wie eben dargestellt – Süchte bzw. Substanzmissbräuche, Ess-Störungen, Suizidversuche und auch Suizide, Beziehungsstörungen, rastlose Suche nach dem »großen Glück« ... Besonders für jugendliche Patienten sind dann Therapien geeignet, in denen neben dem Spielerischen mit seinen affektu-sensomotorischen Erfahrungen ein zunehmender Anforderungscharakter den lustvollen Erwerb von Kompetenzen (»skills«) ermöglicht. Als beispielhaft hierfür seien die Interaktionstherapie, die Reittherapie und die motivationsbegleitete Arbeitstherapie auf dem Bauernhof genannt. Eingebettet sind die affektu-sensomotorischen Erfahrungen sowie der »abenteuerliche« Erwerb von Skills immer auch in den therapeutischen Dialog (siehe auch Kapitel 9).

Einen ähnlichen Weg beschreitet die so genannte *Neurodidaktik*. »Ein entscheidender Trick des Neurodidaktikers (besteht) darin, Zahlen zu Ereignissen zu machen.«[8] Mit anderen Worten: Affektu-sensomotorisch und dialogisch angereichertes Spielen wird für Kindergartenkinder mit dem Erwerb des Einmaleins verknüpft. Und zu den Ergebnissen heißt es: »Zehn Stunden Training lassen die Kinder den mathematischen Einschulungstest etwa sieben Monate früher als die Mitglieder der Kontrollgruppe ohne Förderung bestehen!«[9] Wie weit über ein solches Lernen Lebensfreude mit Lernfreude identisch bleibt und hierüber zugleich auch noch salutogenetische Momente vermittelt werden, muss offen bleiben. Wesentlich ist hierfür sicherlich, dass die spielerische Komponente und das Gespräch überwiegen und nicht implizite Leistungserwartungen der Eltern, Erzieherinnen, Projektleiter, Institutionen als »Graue Herren« oder »Graue Damen« in einer besonders raffinierten Verkleidung in den Kindergarten eingeschleust werden.

Fazit:
Mit Sicherheit kann aber Folgendes gesagt werden: Wer gut spielen und jemandem davon erzählen kann, der ihm aufmerksam zuhört, der hat die besten Aussichten, Lebens- wie Lernfreude zu entwickeln und gesund zu bleiben.

Und er kann dann auch als Lehrer sich eher begeistern und seinen Schülern Begeisterung vermitteln.

Die Begeisterung füreinander und für das Lernen des Kindes in den dialogischen Lernbeziehungen zwischen Mutter und Kind bleibt als Begeisterungsfähigkeit grundsätzlich lebendig. Für deren Freisetzung gibt es aber keine Richtlinien. Nur Freiräume.

XX
Ketzerisches zur Hochbegabungs-diskussion

»Auch heute lassen zahlreiche Elternratgeber den Eindruck entstehen, kleine Kinder wären formbar wie Knete – im besten Fall zu lauter Einsteins, doch mindestens zu künftigen Bankdirektoren. Selbst anerkannte Wissenschaftler wie die Hirnforscherin Lise Eliot von der Chicago Medical School spielen mit dem Optimierungswahn. Ihren Bestseller ›Was geht da drinnen vor?‹ beschließt sie mit dem Kapitel: ›Wie wird mein Kind intelligenter?‹ Die Frage treibt werdende Eltern um – und in bizarre frühkindliche oder gar pränatale Fortbildungs-maßnahmen. Da es als erwiesen gilt, dass vorwiegend Laute durch Fettschicht und Gebärmutter bis zum Fötus dringen, legen sich ehrgeizige Japanerinnen Beschallungsapparate auf den Sechs-Monats-Bauch, aus denen der erste Englischunterricht tönt. Und in Amerika bemühen eifrige Schwangere Lichtsignale und Abzählverse, um ihren Ungeborenen den Zahlenraum von eins bis fünf nahe zu bringen.

Ist das Kind dann auf der Welt, kann es sich gleich auf Mutters Schoß ein spezielles Video anschauen, das die Londoner Neurologin Annette Karmiloff-Smith vom Institute of Child Health mitentworfen hat – geeignet ›für 0 bis 12 Monate‹. Oder es wartet auf ›Brainy Baby‹, den amerikanischen Zweiteiler für Kinder ab sechs Monaten. Mit je einer Folge für die rechte und linken Gehirnhälfte soll der Säugling zu ›kreativem und logischem Denken‹ inspiriert werden. Den Auftakt macht eine Überblendung gepamperter Kleinkinder. Sie endet mit Jack. Der ist fünf Monate und wird, jedenfalls laut ›Brainy Baby‹, später mal Präsident.«

Der Spiegel vom 20. 10. 2003

Begabung ist wie Gesundheit in vieler Munde und führt ebenso wie diese zu Definitionsschwierigkeiten. Im renommierten Handbuch der »Psychologie des 20. Jahrhunderts« von Kindler wird unter »Begabung« auf das Stichwort Intelligenz verwiesen. Und wenn Intelligenz dann auch noch als Fähigkeit verstanden wird, sich vorzeitig schulisches Wissen anzueignen, dann verwundert es nicht, dass Thilos Eltern z. B. ihren Sohn für hochbegabt halten. Dieser kann zu Beginn der ersten Klasse zwar weder ein Bild malen, noch sich die Schuhe selber zubinden und schon gar nicht auf einem Bein hüpfen, aber dafür kann er sich schon ziemlich sicher im Zahlenraum von eins bis zwanzig bewegen. Immer mehr Eltern sind davon überzeugt oder vermuten zumindest zum Einschulungsbeginn, dass ihr Kind hochbegabt sei, und befürworten damit zugleich ein möglichst frühes Einschulungsalter.

Nun stellt aber Intelligenz nur einen Teilaspekt von Begabung[1] dar und meint im redlichen wissenschaftlichen Begriffsgebrauch, die mit Hilfe von Tests gemessene denkerische Leistung gegenüber *neuartigen* Aufgaben. Der klassische Hamburg-Wechsler-Intelligenztest (HAWI) unterscheidet dabei noch zwischen einem Wort- und einem Handlungsteil. Der zukunftsweisende Wert gemessener Intelligenz für spätere Leistungen, an denen sich Begabung letztlich zeigt, ist jedoch begrenzt, weil Begabung als grundsätzliche Lern- und Gestaltungsfähigkeit nicht allein verstandesmäßig bestimmt ist. Vielmehr hängt sie vom Einsatz der gesamten Persönlichkeit ab – also von einem Bündel weiterer sich wechselseitig beeinflussender innerer Faktoren wie z. B. Interesse, Leistungsmotivation, Fleiß, Ausdauer, Frustrationstoleranz, Beziehungs-, Koordinations- und Organisationsfähigkeit. Zugleich wird sie auch von äußerer

Förderung wie motivierender Umwelt und materiellen Gegebenheiten mit bestimmt. Begabung inklusive Intelligenz ist also ein vielschichtiges und von inneren wie äußeren Ressourcen abhängiges Persönlichkeitsmerkmal – wie Gesundheit. Schon gar nicht ist Begabung oder Hochbegabung allein genetisch bestimmt. Für die Entfaltung des in einem Menschen (genetisch) angelegten Begabungspotenziales ist die *Weise des Zusammenwirkens* genetischer Faktoren mit anderweitigen inneren und äußeren Ressourcen entscheidend (siehe Kapitel 21).

Was aber als Begabung bei wem gewünscht, gefördert oder unterdrückt wird, ist auch politisch-soziokulturell bestimmt. Besonders augenscheinlich ist dies in totalitär regierten Staaten.

Die Nationalsozialisten haben es allerdings fertig gebracht, unter Duldung, Mitwisserschaft und Mithilfe vieler Deutscher hochbegabte Persönlichkeiten außer Landes zu jagen oder auf bestialische Weise zu töten. Oder anders formuliert: Die Deutschen waren als hoch entwickeltes Kulturvolk nicht begabt genug, den Nationalsozialismus zu durchschauen und seine Folgen zu verhindern.[2]

Es waren dann erstmals im breiteren Umfange die Studenten der 68er-Bewegung, die ihren – mit bloßer Intelligenz sicherlich nicht mangelausgerüsteten – akademischen Lehrern vorwarfen, sich in bestimmter Weise als minderbegabt, nämlich als »Fachidioten« zu präsentieren. Zugleich warfen sie ihnen vor, »unter ihren Talaren den Muff von tausend Jahren« zu transportieren. Gemeint war damit die Unfähigkeit, selbstkritisch darüber nachzudenken, in welcher Form das eigene Fach und das eigene Handeln in die Brutalherrschaft der Nationalsozialisten mit verwickelt waren.

Die studentische Begabung, gegen den öffentlichen Mainstream der Verdrängung und Verleugnung, gegen die »Unfähigkeit zu trauern« (Alexander Mitscherlich, 1967) kritisch anzufragen, wurde als solche damals jedoch kaum verstanden. Gesehen wurde weitgehend nur Randale.

Wenn auch späterhin von einigen gesellschaftlich bedeutsamen Gruppierungen – insbesondere auch von Psychoanalytikern und Psychiatern – die Fragen erneut und mit breiterer öffentlicher Resonanz aufgegriffen wurden, so scheint der grundsätzliche *Transfer*, d. h. die Übertragung der mit dieser Problematik verknüpften Fragestellung in die Gegenwart hinein nicht zu gelingen:

Wenn auch der Nationalsozialismus in vielen Aspekten seiner Entstehungsgeschichte wahrscheinlich immer ein Rätsel bleiben wird, so ist doch eines mittlerweile klar: Was u. a. fehlte, war die Fähigkeit, den *Anderen* oder auch *Andersartigen* – beziehungsweise als andersartig Dargestellten – sich nach seinen eigenen Möglichkeiten entfalten zu lassen. Die soziale Begabung zum *Fairplay* versagte, zugleich auch die Fähigkeit zur kritischen Einschätzung nationalsozialistischer Propagandamethoden. Hierin haben etliche der sonst doch so begabt erscheinenden Leistungs- und Verantwortungsträger vor und während der nationalsozialistischen Herrschaft sich gründlich als minderbemittelt dargestellt.

Erschreckend mutet daher an, dass die heutigen so genannten Hochbegabten-Förderungskonzepte zumeist nicht auf eine Förderung kritischen Denkens und sozialer Begabung ausgerichtet sind, sondern eher auf die Produktion von Fachidioten.[3] So gesehen ist es schon tragisch-komisch, dass die Hochbegabtendebatten – die viel mit dem Überleben in globalisierter wirtschaftlicher Konkurrenz zu tun haben – augenscheinlich auf fachlich gut ausgebildete und wirtschaftlich gut verwertbare Individuen zielen, die in die hoch spezialisierte Organisation moderner Arbeit problemlos eingepasst werden können. »Die Tugenden der Anpassung und Einpassung in solche rationalen Organisationsformen (der Wirtschaft, E.S.) werden entsprechend kultiviert. Die Selbstständigkeit der Urteilsbildung und des Handelns nach eigenem Urteil entsprechend vernachlässigt. Das liegt im Gang der modernen Zivilisation begründet und lässt sich als eine allgemeine Regel aussprechen: Je rationaler die Organisationsformen des Lebens gestaltet werden, desto weniger vernünftiges Urteil wird im Einzelnen geübt und geschult« – so Hans-Georg Gadamer bereits 1972.

So werden Fragen z.B. zu einer menschenwürdigen Anwendung der Gentechnologie oder der bitter notwendigen Hilfe für die Menschen der südlichen Halbkugel sowie der Lebensqualität unserer Enkel insgesamt auf der Erde eben nicht angemessen aufgegriffen. Aber gerade dazu bedarf es einer »hohen Begabung«. Sie wird auch nicht durch Ethik-Kommissionen ersetzt. Auch für die Fragen der alten und chronisch kranken Menschen, die in ihrer so erlebten Andersartigkeit immer weniger in unsere Fit- und Fungesellschaft hineinzupassen scheinen, werden keine »besonders Begabten« herangezogen, um nach einer angemessenen Antwort zu suchen.

Was aber die Hochbegabtendiskussionen auf den Weg gebracht haben, ist eine makabere Hektik, mit den unterschiedlichsten Methoden Kinder zu Fachidioten zu trimmen, sie unter Stress zu setzen und ihnen die ursprüngliche Freude zum Lernen mit hoch gesteckten Zielen und entwicklungsunangepassten Methoden zu zerstören. Das kann nicht gesund sein!

Tröstlich erscheint immerhin, dass immer mehr in den Führungsetagen der Konzerne begriffen wird, dass nicht die in ihren fachlichen Teilbegabungen ausgebildeten wissenschaftlichen Einzelkämpfer sondern diejenigen, denen auch die »soft skills« wie soziale Kompetenz und Teamfähigkeit zu Eigen sind, Hoffnungsträger sein werden.[4] Abzuwarten bleibt allerdings, wieweit damit auch die Fähigkeit zur *eigenen* Urteilsbildung gefragt sein und zugleich auch die Courage, das Handeln nach dem eigenen Urteil auszurichten, gefördert werden wird.

Im Hinblick auf Teamfähigkeit und selbstständige handlungsbezogene Urteilsbildung machte der Erstautor als Fachprüfer für Medizinstudenten, die sich für ein Hochbegabten-Förderungswerk bewarben, in den Jahren 1975 bis 1997 die unterschiedlichsten Erfahrungen. Auf Grund des Numerus clausus für das Fach waren es in dieser Zeit sehr oft die Gymnasiasten, die mit einem Notendurchschnitt von 1,0 ihr Abitur gemacht hatten und nun auch die Chance, Medizin studieren zu können, nutzen wollten. Der damals obligate Eignungstest für alle angehenden Mediziner stellte für den Zugang an die Hochschulen nur insofern ein zusätzliches Filter dar, als dieser noch mehr als die gymnasiale Ausbildung ausschließlich an der bloßen Intelligenz orientiert war.[5]

Bei einigen Bewerbern für das Hochbegabten-Förderungswerk – die den staatlichen Eignungstest spielend bestanden hatten – wurde schon während der Einzel- und Gruppenprüfung klar, dass man diesen in ihrer opportunistischen Ichbezogenheit weder als Patient noch als Kollege begegnen möchte. Andere konnten zwar verbal schon sehr geschickt auch in der Gruppenkommunikation den Eindruck sozialer Kompetenz und eigener Urteilsbildung vermitteln, der sich dann später aber – z.B. anlässlich von Praktika in der Krankenhausabteilung des Erstautors – nicht bewahrheitete. Allerdings: Für die Mehrzahl derer, die in die Studienstiftung dann auch aufgenommen worden waren, galt dann doch, dass sie sehr wohl auch im berufspraktischen Feld soziale Begabung und Handeln nach eigener Urteilsbildung konkretisieren konnten.

Wenn diese jungen Leute im Prüfungsgespräch nach ihren Begabungen »soziale Kompetenz« und »Fähigkeit zur eigenen Urteilsbildung« weiter befragt wurden, so waren hierfür augenscheinliche Beziehungserfahrungen ausschlaggebend: Im Elternhaus z. B. in der Pflege eines kranken Familienmitgliedes oder die Pflegeerfahrungen bei eigener Erkrankung, ebenso aber auch Beziehungserfahrungen im Zivildienst oder im sozialen Jahr, Begegnungen mit beeindruckenden Lehrer-, Arzt- und Pastorenpersönlichkeiten. Gleichfalls waren es auch Impulse aus dem familiären Beziehungskontext heraus – Eltern und Geschwister als Vorbilder –, über die die Begabung zur sozialen Kompetenz und eigenen Urteilsbildung gefördert wurde: Teilnahme an schöpferischen schulischen und außerschulischen Aktivitäten wie Singen und Instrumentalmusizieren, Mitarbeit an der Schülerzeitung und der Schülermitverantwortung, an Umweltaktionen und ähnlichen Projekten. Als existenziell bedeutsam erwiesen sich immer wieder der Besuch der nationalsozialistischen Konzentrations- und Vernichtungslager während der Schulzeit und die Konfrontation mit dem, was dort geschehen konnte. Die *eigene* Auseinandersetzung mit einer »Wissenschaft – bzw. Medizin – ohne Menschlichkeit« (Mitscherlich und Mielke 1948/1960/1995) ergab sich daraus notwendigerweise.

Weiterhin wurde in den Gesprächen auch deutlich, wie die Begeisterung für ein Fach – aus der heraus sich dann eine hohe fachliche Qualifikation entfalten kann – in der Beziehungserfahrung zu einer Lehrerin/einem Lehrer oder anderen Vorbildern gründet. Begabungsförderliche Motivation für Sprachen ergaben sich immer wieder auch aus den Beziehungserfahrungen anlässlich mehrwöchiger Auslandsaufenthalte in den Schulferien.

Keiner von diesen (hoch)begabten jungen Menschen hatte über die gymnasialen Leistungskurse hinaus an speziellen Veranstaltungen für »Hochbegabte« teilgenommen. Was sie allerdings auszeichnete, war, dass sie sich spätestens ab der Pubertät zunehmend eigenständig »geeignetes Futter« auf dem Feld suchen konnten, auf dem sie sich

• intellektuell (entspricht der Verstehbarkeit),
• gestalterisch (entspricht der Handhabbarkeit) und
• motivational (entspricht der Sinnhaftigkeit)

als erfolgreich erfuhren.

Es verwundert nicht mehr, dass diese drei Komponenten auch das Kohärenzgefühl als Grundlage von Gesundheit ausmachen.

Fazit:
Es sind weniger die speziellen Trainingslager mit ihren Großartigkeitsfallen als vielmehr die Intermediärräume dialogischer Beziehung und schöpferischen Spielens, die eine *gesunde* (Hoch-)Begabung ermöglichen.

Unbeschadet dessen kann es sinnvoll sein, Jugendliche mit sich abzeichnenden Sonderbegabungen mit »geeignetem Futter« zu fördern. Dafür bedarf es aber nicht der ideologischen Verrenkungen im Sinne einer Suche nach dem »exzeptionellen Menschen«, der dann, mit oder ohne den Bezug auf Nietzsche, der sich ohnehin nicht mehr dagegen wehren konnte, gründlich für die Ideologie des Nationalsozialismus instrumentalisiert wurde. Eines sollten wir daher nie vergessen: Wenn wir von Hochbegabung sprechen, dann sprechen wir implizit gleichzeitig auch immer schon von der Niederbegabung. Niederbegabte passten aber weder in die Ideologie vom Herrenmenschen, noch passen sie in die Ideologie eines entfesselten Kapitalismus. Während Erstere dieses »Problem« mit brutalen Mordprogrammen zu »lösen« suchte, ist das Ziel im Kapitalismus nicht der bereits schon geborene Mensch, der »ausgemerzt« werden soll, sondern dessen geschädigte oder krank machende Gene.

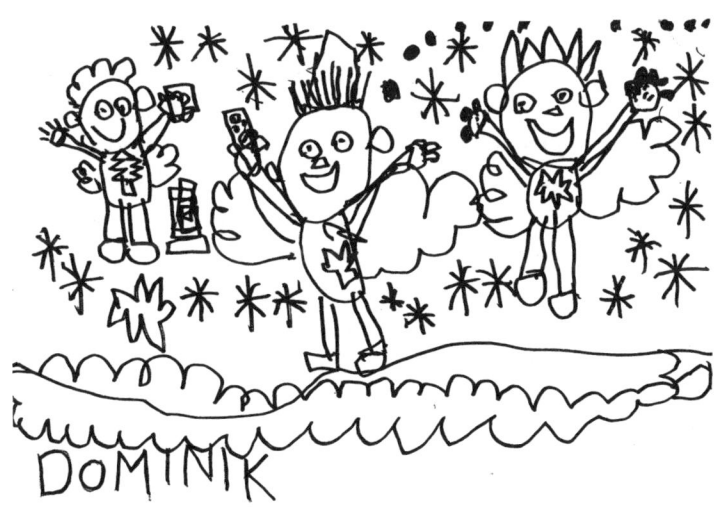

XXI
Und was ist mit den Genen – zum Beispiel bei AD(H)S, Sucht, Gewalt ...?

»(...) soll noch einmal betont werden, dass genetische Forschung die beste
Evidenz für die Wirksamkeit von Umwelteinflüssen erbracht hat. Neue
Möglichkeiten ergeben sich daraus auch für Prävention und Therapie.
So ist denkbar, die genetische Information für Diagnostik und Therapie
psychischer Störungen zu nutzen und psychotherapeutische Interven-
tionen und Veränderungen der Umwelt einzusetzen, um genetische
Risiken gar nicht erst manifest werden zu lassen.«

Hermann Faller

Gerade in der aktuellen Diskussion um das Aufmerksam-
keitsdefizitsyndrom mit oder ohne Hyperaktivität
(AD(H)S), aber auch bei anderen Krankheiten und Störungen wie Sucht, Gewalt und manchen Lernstörungen wird
immer wieder angeführt, dass diese vererbt, d.h. genetisch
begründet seien und sich damit schicksalhaft früher oder
später zeigen müssten. Vorbeugende und gesundheitsförderliche Bemühungen seien deswegen wie z.B. bei AD(H)S
zwecklos. Wenn sich das Krankheitsbild dann zeige, könnten bei Letzterem nur Medikamente und ergänzend eine
Verhaltenstherapie helfen. Es geht nun im Folgenden nicht
um die richtige Therapie bei manifesten genetisch (mit)be-
gründeten Krankheitsbildern, sondern um die Frage, wieweit schicksalhaft mit dem Ausbruch der Krankheit oder
Störungen gerechnet werden muss und inwiefern vorbeugende bzw. salutogenetische Aktivitäten sinnvoll sind.
Vorab: Glücklicherweise verlaufen die wenigsten gene-

tisch (mit)begründeten Krankheiten und Störungen auch des zentralen Nervensystems eigenständig und ausschließlich von den Genen gesteuert. Eine dieser seltenen Ausnahmen ist z. B. die so genannte Chorea Huntington. Es handelt sich bei dieser um eine dominant vererbte degenerative Erkrankung des Zentralnervensystems. Sie beginnt unterschiedlich, zumeist aber im frühen bis mittleren Erwachsenenalter und führt über Jahre unaufhaltsam zu Siechtum und Tod. Bereits in den frühen Stadien, die mit erheblichen Persönlichkeitsveränderungen einhergehen können, sind oft intensive Betreuung und Pflege notwendig. Im Unterschied hierzu gilt für die Geneinwirkung bei den meisten Krankheiten und Störungen des Zentralnervensystems (ZNS):

»Gene steuern nicht nur, sie werden auch gesteuert. Die Vorstellung, dass Gene auf eine starr festgelegte Weise funktionieren und danach das gesamte Leben programmieren, ist nicht zutreffend. Vielmehr unterliegen Gene zahlreichen Einflüssen, die ihre Aktivität in hohem Maße regulieren.«[1] Hierzu gehören geistige Tätigkeiten, aber auch Gefühle und Erlebnisse in zwischenmenschlichen Beziehungen. Diese beeinflussen nicht den vererbten *Text* der Gene, sondern sie beeinflussen Zeitpunkt und Dauer der durch diese genetischen Texte gesteuerten Eiweißproduktion für Hirnfunktion und Hirnstruktur. Das Gehirn ist so gesehen eine ständige Baustelle. Lebenslang. Es gibt allerdings Zeitfenster in der Hirnentwicklung, in denen positive wie störende Einflüsse besonders wirksam sind. Die Folgen der Letzteren sind dann gar nicht oder nur sehr schwer mit viel Aufwand – sprich Therapie – zu beeinflussen.

Im Allgemeinen gilt, dass die Hirnentwicklung am Ende des zweiten Lebensjahrzehntes insofern abgeschlossen ist, als bis zu diesem Zeitpunkt die letzten Verknüpfungen von

Nervenbahnen mit dem Stirnhirn hergestellt worden sind. Es handelt sich bei diesen späten Verschaltungen auch um die empfindlichsten neuronalen Verknüpfungen, die am ehesten unter schädlichen Einwirkungen vorübergehend – bei wiederholter und lang andauernder Einwirkung dann auch dauerhaft – gestört werden können. Diese in der Spätadoleszenz erst fertig gestellten neuronalen Verbindungen geben die körperliche Grundlage für die Fähigkeit zu einer differenzierten Kritik – vor allen Dingen auch Selbstkritik – ab. Aus diesem Grunde galt bislang in der bürgerlichen Welt als der geeignete Zeitpunkt für die »Reifeprüfung«, d. h. das Abitur, ein Alter von 19 Jahren. Die hiervon unterschiedene »Mittlere Reife« – das »Einjährige« –, die im deutschen Kaiserreich zum Militärdienst befähigte und offensichtlich keine differenzierte Fähigkeit zur Kritik und Selbstkritik voraussetzte, war schon mit 16 Jahren möglich.[2]

Über die Ausreifung des menschlichen Gehirns hinaus – d. h. den Erwerb der neuronalen Grundlagen für Kritik und Selbstkritik – wird unser Gehirn auch weiterhin ständig verändert. Gleich ob wir aktiv oder passiv sind: »Der Grund dafür ist, dass Ereignisse, Erlebnisse und Lebensstile die Aktivität von Genen steuern und im Gehirn Strukturen verändern.«[3] Die Veränderung als Folge gilt ebenso für Aktivität wie auch für einen passiven Lebensstil. Denn: »Wer (zu viel) rastet, der rostet« – auch im Gehirn.

Wenn es gegenwärtig heißt, dass zum Beispiel AD(H)S genetisch begründet sei, dann muss man sich darüber im Klaren sein, dass die genetische Forschung heute ein differenzierteres Bild aufweist als vor hundertfünfzig Jahren zur Zeit des genialen Gregor Mendel:

»Im Gegensatz zu den von Gregor Mendel untersuchten Genen, die konstante Eigenschaften seiner Pflanzen codierten, unterliegen die meisten – insbesondere die für Gesundheit und Krankheit entscheidenden – Gene des Menschen einer fortwährenden Regulation ihrer Aktivität. Dies gilt vor allem für die Gene der Kreislauf-, Blutzucker-, Hormon- und Stressregulation. Beinahe alles, was das Immunsystem zur Infekt- und Krebsabwehr leistet, hängt nicht vom ›Text‹, sondern von der Regulation von Genen ab. Die vielleicht größte Rolle spielt die Genregulation jedoch für die Gene des Gehirns. Unser heutiges Verständnis der Genetik ist jedoch weithin immer noch durch die medizinische Genetik der ersten Hälfte des 20. Jahrhunderts eingeengt, die mit ihrer ›Rassenlehre‹ aus den klugen Entdeckungen Gregor Mendels Schlussfolgerungen zog, die an Dummheit kaum zu übertreffen waren. Dieses Denken – der Glaube, unter Auslassung des Aspektes der Genregulation die Mendel'schen Erkenntnisse 1:1 auf die Wesenseigenschaften des Menschen übertragen zu können – bestimmt auch heute noch einen Teil der medizinischen und psychiatrischen Forschung. Erst seit ganz kurzer Zeit beginnt sich der Blick zu weiten – nicht zuletzt auf Grund dessen, was durch die Neurobiologie der letzten 20 Jahre über das Zusammenspiel von Genen und Umwelt aufgedeckt wurde.«[4]

Die Regulation der überwiegenden Genaktivität erfolgt also nicht ausschließlich durch die Gene selbst wie bei der Chorea Huntington. Vielmehr besteht eine Aufgabenteilung wie in einem großen Betrieb: auf der einen Seite die Ingenieure, die über das Produktionswissen selbst verfügen, auf der anderen Seite die Kaufleute, die bestimmen, zu welchem Zeitpunkt wie viel von der Auftragslage und den betriebswirtschaftlichen Gegebenheiten her produziert werden soll. Und die »Ingenieure« sind die ca. 35.000 Gene des Menschen.

- 35.000 Gene produzieren 35.000 Proteine, die für Struktur und Funktion des menschlichen Organismus die entscheidenden Bausteine sind.
- Jedes Gen hat als »Ingenieur« Kenntnisse für die Produktion eines speziellen Proteins.
- Die Aufträge für die Produktion dieses jeweiligen Proteins durch sein Gen nehmen die *regulativen Sequenzen* entgegen, die in der Nähe der Gene ebenfalls auf dem 2 m langen *DNS-Faden* angesiedelt sind.
- Auftragsüberbringer sind die *Transkriptionsfaktoren*, die an den regulativen Sequenzen andocken.
- Die Transkriptionsfaktoren werden wiederum von aktuellen inner- und außerzellulären Prozessen beeinflusst.

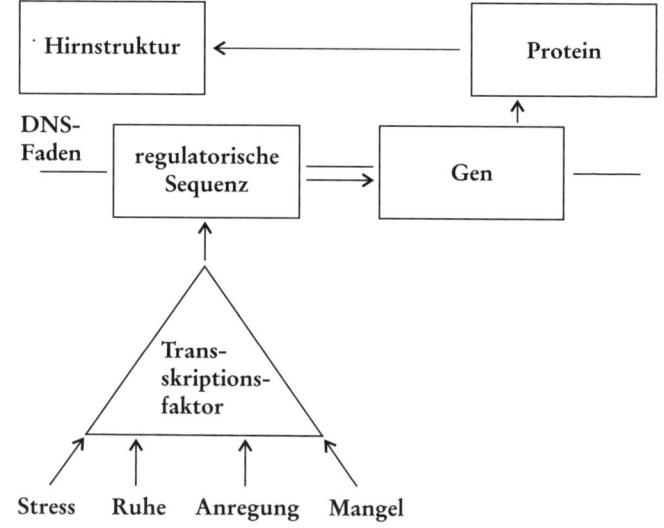

Stress, Ruhe, Anregung und Mangel wirken körperlich über intra- und extrazelluläre Prozesse auf die Transkriptionsfaktoren.

Die Gene stellen Teilabschnitte auf dem ungefähr zwei Meter langen DNS-(Doppel-)faden dar, der in verknäulter Form in jedem Zellkern enthalten ist. Jedes der 35.000 Gene ist jeweils für die Produktion eines bestimmten Proteins zuständig. Es gibt also im menschlichen Organismus genau so viele unterschiedliche Proteine wie Gene. Die Produktionsaufträge für die Gene laufen über die *regulatorischen Sequenzen*, die gleichfalls auf dem DNS-Strang in der Nähe ihres jeweils zu regulierenden Genes angesiedelt sind. An diese regulatorischen Sequenzen docken die so genannten *Transkriptionsfaktoren* an, wodurch das Rauf- oder Runterregulieren der Proteinproduktion eines bestimmten Genes in Gang gebracht wird. Die regulatorischen Sequenzen und die Transkriptionsfaktoren stellen sozusagen die »Management- und Marketingabteilung« des Proteinproduktionsbetriebes dar. Diese richtet sich in ihren Entscheidungen nach Signalen, die körperlich oder psychisch auf den Menschen einwirken. Hierzu gehört auch alles, was von Mensch zu Mensch durchaus verschieden als Stress erlebt wird.

Im Unterschied hierzu sind bei den seltenen Erkrankungen wie der Chorea Huntington Gene betroffen, die sowohl die Herstellungskompetenz von Proteinen haben als auch die Entscheidungskompetenz darüber, wann und in welchem Umfange ihre Proteine produziert werden. Diese Gene sind für das Überleben der Zelle im Sinne einer konstanten Proteinproduktion unentbehrlich und werden daher auch »housekeeping-Gene« genannt (»Hier kocht der Chef selbst«). Wenn die Texte dieser Gene verändert (mutiert) sind, dann sind auch deren Proteine falsch, was bei einem schweren Fehler in der Proteinproduktion zur Krankheit führt.

Für mehr als 99 Prozent der Gene gilt jedoch, dass diese

nicht die Kompetenz haben, völlig autonom – und damit bei Fehlern im Produktionsplan (dem Text der Gene) auch ein falsches Protein – zu produzieren. Das entscheidende Moment für krankheitsbedeutsame Körpersysteme ist die »*Regulation der Genaktivität* und damit das wechselnde Maß der Produktion von Proteinen«[5]. Dies gilt u. a. für das Herz- und Kreislaufsystem, die Hormonsysteme, Immunsysteme sowie das zentrale und periphere Nervensystem. Und in diese Steuerung gehen auch im breitem Umfange psychosoziale Einflüsse mit ein: »Im Gehirn unterliegt die Regulation zahlreicher Gene einem permanenten Einfluss von Signalen, die aus der Außenwelt stammen, über die fünf Sinne aufgenommen und an definierte Strukturen des Gehirns weitergeleitet werden. Diese Signale werden durch Nervenzell-Netzwerke der Großhirnrinde und des limbischen Systems (für die Gefühle »zuständig«, E. u. H. S.) bewertet und in biologische Signale umgewandelt einschließlich solcher Signale, die Transkriptionsfaktoren aktivieren. Äußere Gefahrensituationen verwandelt das Gehirn in biologische Signale, die Gene in den Alarmsystemen des Gehirns (Hirnstamm und Hypothalamus) aktivieren. Positive Situationen werden vom Gehirn in biologische Signale umgesetzt, die u. a. die Aktivierung der Gene von Nervenwachstumsfaktoren zur Folge haben.«[6]

Mit anderen Worten: Über Belastungssituationen, in denen – schon während der Schwangerschaft der Mutter – Stresshormone vermehrt im kindlichen Organismus zirkulieren, kommt es zu einer ungünstigeren Hirnentwicklung als bei Kindern, die in Ruhe und Geborgenheit sich entfalten können. Dies führt – möglicherweise auch im Zusammenhang mit einer besonderen Empfindlichkeit für Stress – zu einer verminderten Ausbildung der präfrontalen Hirnabschnitte. Durch diese Hirnabschnitte werden aber die Handlungsimpulse des Menschen kritisch bewertet und gesteuert.

Von daher ist es ein zwingendes Erfordernis, wieder dafür sensibel zu werden, wie gesamtgesellschaftlich Frauen besser unterstützt werden können. Dies gilt zum Beispiel auch für die Belastungen durch verschiedene vorgeburtliche Untersuchungsmethoden, mit deren Ergebnissen die Schwangeren oftmals allein gelassen werden.

Überdurchschnittlich viele Kinder, deren Mütter bereits in der Schwangerschaft und in den ersten Lebensjahren des Kindes mit den verschiedensten Belastungen zu kämpfen hatten, weisen eine AD(H)S-Symptomatik auf.[7] Gerade die moderne genetische Forschung verdeutlicht hier, wie entscheidend salutogenetische Momente für eine bestmögliche Hirnentwicklung und damit auch für die Lernfähigkeit im Schulalter sind.[8]

Epilog: Erfahrene Hoffnung.
Zeit für den Purzelbaum

»Wer sind wir? Woher kommen wir? Wohin gehen wir? Was erwarten wir? Was erwartet uns? Viele fühlen sich nur als verwirrt. Der Boden wankt, sie wissen nicht warum und von was. Dieser Zustand ist Angst (...) Einmal zog einer weit hinaus, das Fürchten zu lernen (...) Diese Kunst ward entsetzlich beherrscht. Nun wird (...) ein uns gemäßeres Gefühl fällig. Es kommt darauf an, das Hoffen zu lernen (...) Hoffen, über dem Fürchten gelegen, ist weder passiv wie dieses, noch gar in ein Nichts gesperrt. Der Affekt des Hoffens geht aus sich heraus, macht die Menschen weit, statt sie zu verengen, kann gar nicht genug von dem wissen, was sie inwendig gezielt macht, was ihnen auswendig verbündet sein mag.«

Ernst Bloch

Weniges nur mag schwieriger erscheinen, als »erfolgreich« seine Elternschaft durchzustehen. Was Eltern – insbesondere immer noch die Mütter – alles »müssen«, damit ihr Kind »fit wird«, füllt Bibliotheken. Und wenn sie das, was sie müssten, nicht können oder versäumt haben und das Kind dazu noch Probleme bekommt, dann lauern die Ängste, versagt zu haben, stellen sich hartnäckige Schuldgefühle ein. Letztere erzeugen Abhängigkeitsbeziehungen gegenüber denen, die mit ihren Diagnosen und Konzepten den angstgeplagten Eltern vermitteln: »Es liegt nicht an euch, ihr habt keine Schuld!« Sehr deutlich zeigt sich dies bei der derzeitigen AD(H)S-Diskussion, in der die »Es-liegt-ausschließlich-an-den-Genen«-Theorie von ihren Anhängern mit existenziel-

lem Eifer vertreten wird. Leider macht solch ein Eifer blind
gegenüber dem, was elterliche Gesellschaft insgesamt *könnte*
– und nicht müsste: immer wieder dialogisch-spielerische
Begegnung probieren, wie sie sich – das zeigt uns die beobachtende Säuglingsforschung (siehe Kapitel 6 und 7) –
intuitiv von Anfang an zwischen Mutter/Vater und Kind ereignet. Eine solche Begegnung zielt *primär* auf Verständigung, sucht nichts anderes als eben diese. Allerdings ist Verständigung nicht von vornherein gegeben, sondern erst
mögliches Ergebnis dialogisch-spielerischer Begegnung. Sie
kann glücken, muss aber nicht glücken, jedenfalls nicht sofort. Hilfreich ist dabei auch äußere Ermutigung, Begegnung
immer wieder zu probieren. Denn es gibt keine Richtlinien,
damit Verständigung gelingt, sondern nur das spielerische
Ausprobieren. Hierzu brauchen die Eltern-Gesellschaft
und die »Alle-die-mit-Kindern-zu-tun-haben-Gesellschaft«
wechselseitige Ermutigung – aber kein Tribunal. Je mehr in
dieser Gesellschaft dialogisch-spielerische Begegnung probieren, desto leichter wird es für die einzelnen Eltern, sich in
diese Intermediärräume hineinzuwagen und Spielverderber
wie die »Grauen« oder »Roten Herren« mit ihren Normen,
Zensuren und Leistungserwartungen draußen vor zu lassen.

Wenn Kinder geboren werden – und die inneren und äußeren Umstände es uns zumindest einigermaßen ermöglichen, sie willkommen zu heißen –, setzen sie ganz viel in Bewegung, wird ein Neuanfang auch für die Eltern ermöglicht.
(Das wussten wir eigentlich schon immer, aber jetzt über-
zeugen uns die »neurobiologischen Fakten« wie zum Beispiel die Oxytocin-Ausschüttung, die auch den Vater betrifft
und freudig auf sein Kind einstimmt.) Dieser Neuanfang ermöglicht dann etwas ganz Entscheidendes: Neugeborene
und kleine Kinder lachen uns nicht aus, wenn wir ihnen

(sacht) etwas vorsingen, späterhin auch erzählen, spielerisch vormachen, mit ihnen malen, basteln, turnen, tanzen, toben. Mit einem befreienden Lachen oder Purzelbaum (siehe Seite 76) kann ein Ermutigungsprozess gegen Beschämung und Versagensängste beginnen, der sich über Elterngenerationen fortgepflanzt und sich dabei zirkulär verstärkt.

Im Augenblick haben wir es aber eher noch mit einer zirkulären Gegenbewegung zu tun, die dialogisch-spielerische Verständigung ausschließt und monologisch bestimmt, was zu tun sei: Richtlinien, Leitbilder, normierte Bestleistungen, Software, Schablonen, Bedienungsanleitungen ... Die Aufsässigkeit dagegen ist leider eher destruktiv: Love-Parade mit Müll und Drogen, Autorennen nach dem Discobesuch, beschädigte Anlagen, geistlos (im Unterschied zum Zürcher Graffiti) besprühte Hauswände, Amokschützen ... Die Antlitzhaftigkeit des Du ist dabei verloren gegangen. Daher: Zusammen wieder versuchen, in der Begegnung den Lächeldialog fortzusetzen, zu singen und zu tanzen. Und im *moment of meeting* (siehe Seite 62) getrost auch aus der Reihe tanzen. In dem Aus-der-Reihe-Tanzen liegen die Chancen eines nichtlinearen Sprunges auf etwas Neues hin (Emergenz) – dies auch im Sinne einer konstruktiven Veränderung. Doch ein solcher »moment of meeting«, in dem ein Aus-der-Reihe-tanzen möglich wird, setzt zugleich auch die grundlegende Sicherheit anerkannter Spielregeln voraus. Und das heißt: Fairplay.

Wenn allerdings die Regeln zu Richtlinien oder verbindlichen Vorschriften erstarren, wenn man meint, dass es nichts mehr zu entdecken, sondern nur noch präzise auszuführen gibt, wenn man immer schon weiß, was man zu tun hat, dann hat man »bereits den entscheidenden (...) Moment verpasst oder sich auf seine Technik zurückgezogen«[1].

Hingegen: Auch das deklarative Gedächtnis kann mehr als das, was die Mainstream-Psychologie ihm zubilligt,[2] kann mehr als bloß brav Erlerntes zum zweckbestimmten Gebrauch freigeben. Denn es gibt eine spielerische Bewegung der Inhalte. Neue Verknüpfungen werden komponiert, wie wir sie auch als Erwachsene noch aus Tag- und Nachtträumen kennen. Je nach äußeren und inneren Situationen werden die Gedächtnisinhalte bewegt, gemixt und zum Beispiel als »rettender Einfall« dem Bewusstsein präsentiert. Ohne ein solches Geschehen, »das befähigt, aus gewohnten Bahnen auszubrechen (...) wäre keine Kreativität«[3]. Hinzufügen könnten wir: auch keine Freiheit.

Freiheit und Gesundheit, die höchsten Güter unserer soziokulturellen Gegenwart, sind untrennbar mit der schöpferischen Aufsässigkeit des Spielens miteinander verknüpft. Wir müssen nur darum wissen.

Gerade für Eltern kann es sehr hilfreich sein, aus eingefahrenen Gleisen herauszukommen – und damit etwas für die Frische ihrer eigenen Beziehung zu tun – und zugleich auch etwas für die *eigene Gesundheit*, wenn sie (wieder) mit ihren Kindern spielen und sprechen. Warum nicht mal »Wellness«-Werbung mit »wirksameren« Inhalten?[4]

Beim Spielen – im »moment of meeting« – entfaltet sich dann zugleich auch *erfahrene Hoffnung* (»docta spes«, Ernst Bloch) gegen Beschämung, Versagensängste und Schuldgefühle. Und diese Hoffnung wiederum kann ziemlich ansteckend sein.

Zeit für den Purzelbaum.

Danksagung

Kritische Lektüre des Gesamtmanuskripts, anregende Diskussion und ergänzende Hinweise verdanken wir Angelika und Paul Gärtner, Quakenbrück; Hans-Dieter Smekal, Theene/Aurich, sowie Helgard und Ulrich Weiß, Lengerich/ Westf.

Dank gilt auch Anke Wittig und Erika Holthaus, die mit freundlicher Geduld und Konzentration den Text in den Computer einfütterten.

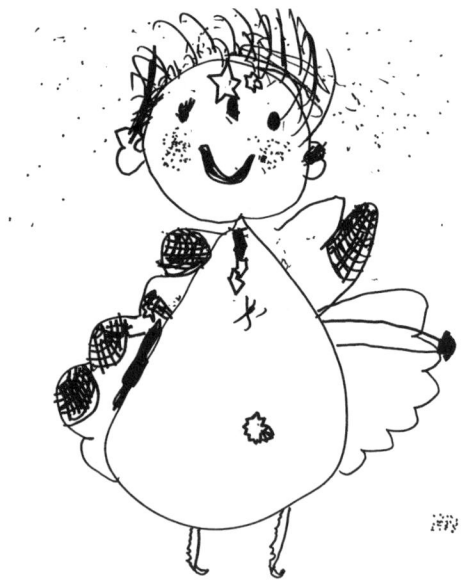

190

Anmerkungen

Einleitung

1 Spitzer, M. (2002a)
2 Dornes, M. (1993)
3 Schiffer, E. (2001), S. 28
4 Die Schülerin Katja und der Physiklehrer Herbart (in Kapitel 1) sind sich real nicht begegnet. Dennoch spiegelt ihr Schicksal tatsächliche Krankengeschichten wider. Beide hätten sich ohne weiteres begegnen können bzw. begegnen sich mit anderen Namen in vielen Schulen jeden Tag. Die hier angeführten Krankengeschichten beziehen sich auf Therapien, die bereits abgeschlossen sind. Die Namen und Daten sowie andere situative Gegebenheiten wurden so weit als möglich verändert, um die Anonymität der Betreffenden zu wahren. Dieses Bemühen kollidierte gelegentlich mit dem Anspruch auf Plausibilität und Authentizität. Im Zweifelsfalle hatte jedoch stets die Schutzbedürftigkeit des Patienten Vorrang.

II. Patient Schule

1 Von Viertklässlern leiden 21 % häufiger an Bauchschmerzen, 26,5 % häufiger an Kopfschmerzen. So das Ergebnis einer Untersuchung der Fakultät für Gesundheitswissenschaften an der Universität Bielefeld. (Settertobulte, W., 2002)
Darüber hinaus: Jedes vierte bis fünfte 12-jährige Kind ist deutlich übergewichtig. (Bilger, J., 2002) In einer Untersuchung zwischen 1993 und 2002 an 224.615 Kindern im Regierungsbezirk Weser-Ems wurde eine deutliche Zunahme des Vorkommens von Fett-

191

sucht und Übergewicht bei Schulanfängern festgestellt. (Niedersächsisches Landesgesundheitsamt, Dr. Johannes Dreesmann und Dr. Elke Bruns-Philipps, Roesebeckstr. 4–6, 30449 Hannover) Bis zu 25 % der unter 18-Jährigen leiden an psychischen Störungen, 7 bis 11 % sind behandlungsbedürftig. Hauptstörungen sind AD(H)S sowie Ängste und Depressionen. (Döpfner, M. et al., 1997) 30 % der Schulkinder leiden an Haltungsschäden. Die Folgen werden häufig erst im Erwachsenenalter sichtbar. (Dr. Thomas Suermann, Sternstr. 3, 37083 Göttingen auf der Tagung »Kindergesundheit – fit fürs Leben? Multidisziplinäre Präventionsstrategien« am 1. November 2003 im Ärztehaus Hannover)

Auch Ess-Störungen (Bulimie und Magersucht) haben bei der Risikogruppe junger Mädchen und Frauen in den letzten 15 Jahren deutlich zugenommen. Ende der 80er-Jahre wurde noch eine Quote zwischen 1 bis 5 % angenommen (Schiffer, 1990), fünfzehn Jahre später ist in der Altersgruppe der 13- bis 18-Jährigen von mindestens 10 % auszugehen.

Suizid ist in der Altersgruppe der 10- bis 15-Jährigen die zweithäufigste Todesursache. (Niedersächsisches Ärzteblatt 11/2003, S. 63)

2 Weber, A., Weltle, D. & Lederer, P. (2002)

Aus der Zusammenfassung:»Im Rahmen einer prospektiven Totalerhebung erfolgte zunächst eine systematische Erfassung aller Begutachtungen von Beamten und beamteten Lehrkräften, die vom 1.1.1996 bis 31.12.1999 zur Frage der krankheitsbedingten Dienstunfähigkeit im Freistaat Bayern durchgeführt wurden. Im Weiteren wurde die Berufsgruppe der Gymnasiallehrer aus dem Gesamtkollektiv ausgegliedert und einer gesonderten Analyse unterzogen. (...)

Von den 655 begutachteten Gymnasiallehrkräften waren 65 % (n = 429) Männer und 35 % (n = 226) Frauen. Das mediane Lebensalter lag für Lehrer bei 58 Jahren (Range: 30–64 Jahre), für Lehrerinnen bei 55 Jahren (Range: 32–63 Jahre). Vorangegangene Konflikte am Arbeitsplatz Schule ließen sich in 12 % der Fälle eruieren. Unter den ärztlicherseits gestellten Hauptdiagnosen überwogen psychische/psychosomatische Leiden (mit 41 %) vor Muskel-/Skelett- (mit 14 %) und Herz-/Kreislauferkrankungen (mit 12 %). 80 % der Untersuchten wurden als dienstunfähig beurteilt. 56 %

der Gymnasiallehrkräfte hatten vor ihrem DU-Verfahren wenigstens eine medizinische Rehamaßnahme absolviert. Unter den maßgeblichen Frühpensionierungsleiden nahmen psychische und psychosomatische Gesundheitsstörungen mit 45 % den ersten Rangplatz ein. Eine weitergehende Differenzierung erbrachte ein Überwiegen von depressiven Störungen und Erschöpfungszuständen (Burn-out). Mit deutlichem Abstand folgten als häufigste somatische Leiden Muskel-/Skelett- (13 %), Herz-/Kreislauferkrankungen (12 %) sowie bösartige Neubildungen (8 %). 70 % der dienstunfähig beurteilten Gymnasiallehrkräfte wurden als derart schwerwiegend leistungsgemindert eingestuft, dass auch eine Verweisbarkeit auf Tätigkeiten außerhalb des Schuldienstes nicht mehr in Betracht kam.

In dieser erstmaligen repräsentativen Totalerhebung zu krankheitsbedingten Frühpensionierungen von Gymnasiallehrkräften imponiert die hohe Prävalenz und große sozial-medizinische Bedeutung von psychischen und psychosomatischen Erkrankungen. So wird im Freistaat Bayern annähernd jede zweite Lehrkraft an Gymnasien auf Grund eines derartigen Leidens weit vor Erreichen der Regelaltersgrenze dienstunfähig. Aus sozial- und arbeitsmedizinischer Sicht besteht dringlicher Handlungsbedarf hinsichtlich einer weitergehenden Erforschung potenziell krank machender beruflicher und außerberuflicher Stressoren sowie der Entwicklung und Implementierung effektiver und effizienter Präventions- bzw. Interventionsstrategien.«

3 Petzold, E. R., Bergmann, G. & Stubbe, M. (2002)

4 Bauer, J. u. a. (2003)

5 Bauer, J. u. a. (2003)

6 Bauer, J. u. a. (2003)

7 Bauer, J. u. a. (2003)

8 Beispiel: Anlässlich der Ausstellung »Blauer Reiter« der Kunsthalle Bremen von März bis Juni 2000 wurde ein bundesdeutscher Malwettbewerb für Schüler veranstaltet. Den ersten Preis gewann ein zweites Schuljahr. Nicht die einzelne Leistung, wie ursprünglich geplant, sondern die der *ganzen* Klasse erschien den Juroren preiswürdig.

III. Lächeldialoge gegen Beschämung und weitere Folgen

1 Bei akutem Stress wird Cortisol über die Nebennierenrinden vermehrt ausgeschüttet. Das Cortisol entfaltet eine *gegenregulatorische*, d.h. bremsende Wirkung, damit der Organismus im Stress nicht »überkocht«. Bei lang anhaltendem Stress führt die Cortisolwirkung aber zum Abbau von Hirnzellen bzw. deren Verknüpfungen. Vielen ist dieses Wirkungsprinzip schon anderweitig bekannt: Das für therapeutische Zwecke künstlich hergestellte *Cortison* hat bei akuten allergischen Hautreaktionen eine wohltuende entzündungshemmende Wirkung. Bei chronischem Gebrauch wird die Haut dagegen dünner und leicht verletzbar. Cortisol und Cortison werden beide in der Nebennierenrinde gebildet. Der chemische Unterschied ist gering. Cortisol weist an seinem elften Kohlenstoffatom eine OH-Gruppe auf, Cortison ein doppelt gebundenes Sauerstoffatom. Cortisol und Cortison gehen im lebendigen Organismus ständig ineinander über. Cortisol ist wirksamer als Cortison.

2 Egle U.T. et al. (2002)

3 Grode, W. (2001)

4 Nähere Angaben hierzu in Schiffer, E. (2001)

5 Nähere Angaben hierzu in Schiffer, E. (2001)

V. Frühes Lernen

1 Götze, B. et al. (2001)

2 Dornes, M. (1993)

3 Milch, W. (2000)

4 Dornes, M. (1993)

5 So in Schiffer, E. (2001) und Schiffer, E. & H. (2002)

6 Somatisch auf zwei Ebenen: a) Vorstellung von unserer Leibhaftigkeit, b) körperliche Einschreibung sozialer Erfahrung in Gehirnstrukturen

7 Schiffer, E. & H. (2002)

8 In der Neuen Osnabrücker Zeitung vom 9.8.02 heißt es dazu: »Trallala im Kindergarten«. Die Erziehungswissenschaftlerin Mari-

on Musiol hat die Arbeit in den Kindergärten kritisiert. Die Einrichtungen sollten sich nicht mehr so viel mit »Trallala« und »Hopsasa« beschäftigen, sondern müssten sich offensiver ihrem Bildungsauftrag stellen, sagte die Expertin am Donnerstag im Evangelischen Bildungszentrum Bad Bederkesa bei Bremerhaven. Die Erzieherinnen hätten den Auftrag, eine »auf- und anregende Bildungsumgebung« herzustellen. Alles, was einfach gestrickt sei, fordere die Kinder nicht heraus und produziere Langeweile: Das Land Niedersachsen setze auf eine verstärkte Sprachförderung, sagte die zuständige Dezernentin des Landesjugendamtes, Christiane Reckmann, vor den etwa 120 Gästen des Forums. Mit 13,6 Millionen Euro solle in nächster Zeit gezielt etwa 3.500 ausländischen und 4.000 deutschen Kindern geholfen werden.

9 Der Begriff »erlernte Hilflosigkeit« geht auf den Psychologen Martin M. E. Seligman und dessen gleichnamiges Buch (Beltz Verlag 1992) zurück. Vgl. auch: Reck, C. & Mundt, C. (2002).

VI. Vom Erzählen, Zuhören und Lesen

1 Nach einem Referat auf Einladung des Arbeitskreises für Jugendliteratur e.V. München, Mai 2001 in der Katholischen Akademie Bergisch-Gladbach. Veröffentlicht unter: »Lesen ist wie Laufen« in JULIT 3/01.

2 Storm, Theodor: Meeresstrand

3 Lorenzer, A. (1985)

4 im Sinne von »primärprozesshaft«

5 Pressler, M. (2002): Lesen lernen heißt leben lernen. Broschüre zu einem Vortrag am 29. Juni 2001 auf Einladung des Instituts für Jugendbuchforschung der Universität Frankfurt. Erschienen im Beltz Verlag. Unter dem Titel »Eine Orchidee blüht im Continen-Tal« auch als Broschüre im Institut für Jugendbuchforschung erschienen.

Ähnlich auch der Weg von Susanne Sonntag, der Preisträgerin des Friedenspreises des Deutschen Buchhandels 2003, zur Literatur und zum Schreiben – so in ihrer Eigendarstellung zur Verleihung des Friedenspreises in der Frankfurter Paulskirche.

6 Gadamer, H.-G. (1972)
7 Linke, D. B. (2001)

VII. Störungen

1 Dieses spontan den meisten Eltern sehr bekannt vorkommende Beispiel ist in seinen Grundzügen auch bei Dornes, M. (1993) publiziert.
2 Balint, M. (1994)
3 Freud, S. (1939/1999)
4 Csikszentmihalyi, M. (1993)
5 Tronick, E. Z. & Cohn, J. F. (1989)
6 In dem Modell zur Gesundheitsentstehung von Aaron Antonovsky stellt dieses Gefühl eine der drei wesentlichen Teilkomponenten des Kohärenzgefühls dar, auf dem seelisch-körperliche Gesundheit gründet.
7 Ulrich Beck in: Der Spiegel 20/1996
8 Schiffer, E. (1997/2001)
9 Schiffer, E. (2002)
10 Kopf, B. & Prucher, J. (2002)
11 Stern, D. N. et al. (2001)
12 Gombrich, E. H. et al. (1977)
13 Winnicott, D. W. (1971/1979)

VIII. Sternstunden

1 Stern, D. N. et al. (2001)
2 Süsske, R. (2002)
3 Auch psychische Gewalt, wie sie zum Beispiel mit in das Mobbing eingeht, kann Ausdruck der verzweifelten Angst sein, nicht ausreichend wahrgenommen zu werden.

X. Von Purzelbäumen, einer sicheren Identität und dem Tritt ins Glück

1 gavis lat. gaudere, gavisus esse: sich freuen.
2 Aus: Schiffer, E. (1993/1997)

XI. Singen und LernGesundheit

1 Das Dopamin ist auch noch in zwei weiteren Systemen der entscheidende Botenstoff: Das eine System regelt das Wachstum der Brustdrüse, die Milchproduktion und zum Teil auch das Sexualverhalten, das zweite System spielt bei der Steuerung von Bewegung eine wichtige Rolle. Näheres siehe bei: Spitzer, M. (2002a), S. 177.
2 Spitzer, M. (2002a), S. 189
3 Spitzer, M. (2002a), S. 181
4 Rauhe, H. (2002)
5 Adorno, T. (1956/1992), S. 69
Theodor W. Adorno (1903–1969) war nicht nur Universitätsprofessor für Philosophie und Soziologie in Frankfurt/Main, Direktor des dortigen Institutes für Sozialforschung, sondern auch als Komponist Schüler von Alban Berg. In dem genannten Aufsatz heißt es weiter: »Die Singbewegung profitiert von einem Aspekt dessen, was die amerikanische Soziologie cultural lag nennt: dass in einer hocharbeitsteiligen Industriegesellschaft die Entwicklung der künstlerischen wie aller geistigen Produktivkräfte der gesellschaftlichen Rezeptionsfähigkeit vorauslief. Diesen fragwürdigen Zustand nutzt die Bewegung als positiv aus, indem sie das zurückgebliebene Bewusstsein der Rezipierenden, selber gesellschaftliches Produkt, zur Natur erklärt und fordert, dass ihm, um seiner kollektiven Breite willen, Musik und musikalische Übung zu Willen seien. Jene, an die man sich wendet, möchten weder in einer Welt, in der die eigene Initiative auf enge Schranken stößt, eigentlich mehr frei sein, noch sind sie als Subjekte zur Autonomie gediehen, sondern vielfach bloß funktionierende Reaktionszentren, die, um sich in der eigenen Entwürdigung einzurichten, nach geistigen Formeln suchen,

die ihre Existenz als die des dienenden Glieds im Ganzen, mit Vorliebe dem des Volkes, rechtfertigen.«(S. 85)

Zur Musikpädagogik selbst äußert sich Adorno: »Die verbreitete Musikpädagogik heute orientiert sich an einem philosophisch überaus fragwürdigen, trüb ins Theologische schillernden Begriff des ›Heilen‹. Aber sie selber könnte geheilt werden nur, wenn sie der eigenen Grenzen und Aufgaben sich bewusst würde. Sie müsste aller massenpsychologischen Reizmittel, aller kollektiven Betriebsamkeit, allen Eifers von Gebrauch und Verwendbarkeit sich entschlagen, wenn sie nicht eben das zerstören will, was zu pflegen sie sich in allzu edlen Worten rühmt.« Zur Musikpädagogik. In: Dissonanzen. Musik in der verwalteten Welt, S. 102–103.

Man muss u. E. wissen, worum es Adorno mit seiner Kritik geht, um noch einmal die primäre spontane Freude an Musik für pädagogische, therapeutische und salutogenetische Zwecke einsetzen zu können.

6 Rauhe, H. (2002)
7 Rauhe, H. (2002)
8 Rauhe, H. (2002)
9 Rauhe, H. (2002)

XII. Singen und lernen mit Kindern

1 Spitzer, M. (2003a)
2 Spitzer, M. (2003a)
3 Weber, E.-W. (1999)
4 Hartogh, T. (2000)
5 Siehe auch Hartogh, T. (2000)
6 Theiner, B. & Weymann, M. (2003)
Und weiter heißt es bei Theiner:
»Woher kommt das Notenmaterial?
Es existiert nicht.
Die Blockflöte hat einen begrenzten Tonumfang. Für den Einsatz in der Grundschule kommen außerdem nur wenige Tonarten in Frage, denn bei uns flöten alle, nicht nur besonders begabte AG-Teilnehmer. Komplizierte Griffe verbieten sich somit von selbst.

Auch für die Begleitung durch Klingende Stäbe steht uns nicht die ganze Skala mit allen Halbtönen über mehrere Oktaven zur Verfügung. Diese Faktoren schränken das Spektrum der umsetzbaren Stücke stark ein. Wenn zudem noch klare Rhythmen gefordert sind, bleibt nicht viel übrig (...) außer einigen Kinderliedern und der Popmusik der 60er-/70er-Jahre.

Also suchen, finden, arrangieren wir unsere Stücke selber. Arrangieren hat in diesem Fall die Bedeutung: Allen widrigen Umständen zum Trotz wird mit sparsamen Mitteln das scheinbar Unmögliche möglich gemacht.«

XIII. Salutogenese zur Friedensfähigkeit

1 Streeck-Fischer, A. (1992)
2 Schiffer, E. (1994/1999)

XIV. Maskierungen des Menschlichen

1 Am 4.12.2003 vereinbarten die Kultusminister der Bundesländer »erstmals einheitliche Bildungsstandards für die Schüler in Deutschland (...) Der Beschluss der Minister fiel (...) einstimmig. Die bundesweiten Leistungsanforderungen für Schüler am Ende der Klasse zehn gelten ab Sommer 2004. Die Präsidentin der Kultusministerkonferenz sprach von einem Meilenstein. Der Beschluss gewährleiste vergleichbare Chancen für alle Jugendlichen und sorge für mehr Transparenz im Bildungsbereich. (...) Außerdem einigten sich die Kultusminister auf die Gründung einer Länderagentur für Qualitätsfragen. Diese soll an eine Hochschule angeschlossen werden und die Einführung von Bildungsstandards wissenschaftlich begleiten« – so die »Neue Osnabrücker Zeitung« vom 5.1.2003. Mit dem Verweis auf Schweden, Finnland und Südkorea als PISA-Spitzenreiter werden normierte Standards sowie deren Erfolgskontrolle begründet. »Ein bisschen Südkorea wollen Bildungsforscher auch in den erfolgreicheren deutschen Südstaaten entdeckt haben.

›Klare Vorgaben, stringenter Unterricht, konsequente Erfolgskontrolle‹, sagt Schulforscher Klieme, zeichnen auch den Unterricht in München und Stuttgart aus« – so »Der Spiegel« vom 1.7.2002. Aber mit dem bloßen Import einer Methode wird der bio-psychosoziale Zusammenhang, in den Lernerfolge eingebettet sind, aufgebrochen und das soziale Moment wird auf die Methode reduziert.

Das »Leistungswunder« der deutschen Fußballnationalelf in Bern 1954 gründete aber nicht nur in einer bestimmten Trainingsmethode bzw. deren Erfolgskontrolle, sondern in der guten Beziehung der Spieler zum »Lehrer« Sepp Herberger und der Haltefunktion, die der jeweils einzelne Spieler in dieser Mannschaft fand. Wobei das »Leistungswunder von Bern« auch im Zusammenhang mit der Abwehrfunktion gesehen werden muss, die »Leistung« im Nachkriegsdeutschland darstellte.

2 Hierzu eignen sich auch Methoden wie der »Klassenrat« im Sinne einer Mediationsinstanz. Hierbei geht es zunächst darum, dass bei einem Konflikt von allen die unterschiedlichen Positionen und ihre Begründungen wahrgenommen werden. Im zweiten Schritt geht es dann um die Vermittlung.

3 Cierpka, M. (Hrsg.) (2001)

4 Cierpka, M. (Hrsg.) (2002)

5 Cierpka, M. (2003)

6 Cierpka, M. (2003)

7 Cierpka, M. (2003)

8 Cierpka, M. (2003)

Die Unterrichtsmaterialien (»FAUSTLOS-Koffer«) können über den Hogrefe-Verlag, Göttingen, bezogen werden.

XV. Vergiftungsfolgen für die Seele

1 Schüßler, G. (2003)

Schüßler referiert die Untersuchung von J. G. Johnson et al. (2002). Diese »Studie basiert auf der Children in the Community Study (...). Im Rahmen dieser Untersuchung wurden 707 Familien von 1975 bis 2000 erfasst, in den Jahren 1991 bis 1993 wurden sie intensiv zu ihrem TV-Konsum befragt und im Jahre 2002 wurde das aggressive Verhalten untersucht. Die (…) Übersichten zeigen den Zusammenhang zwischen Fernsehkonsum im jugendlichen und aggressivem Verhalten im frühen Erwachsenenalter«.

2 Z.B.: Schiffer, H. & Schiffer E. (1982) oder Voll, R. et al. (1983). Insbesondere auch in den Veröffentlichungen aus der Waldorfpädagogik wurde schon sehr früh auf die fatalen Folgen des Fernsehkonsums in der Kindheit aufmerksam gemacht.

3 Messzeitpunkt: 14 Jahre

4 Messzeitpunkte: 16 und 22 Jahre

5 Nicht berücksichtigt sind dabei protektive bzw. nichtprotektive Faktoren, wie elterliche Zuwendung, das Fehlen elterlicher Verantwortung für den Erziehungsprozess usw.

6 Schüßler, G. (2003)

7 Es kommt u. a. zu einer mangelhaften Ausbildung von so genannten Karten für Sinneseindrücke und motorische Kompetenzen, die für die Entwicklung der Gesamtpersönlichkeit von Bedeutung sind. »Je nach Hirnregion, Form, Zeitraum und Dauer der Deprivation können diese Veränderungen jedoch in ganz unterschiedliche Richtungen laufen. Beispielsweise besitzen Neurone im Kortex von depriviert aufgewachsenen Ratten und Affen weniger Synapsen und dendritische Verzweigungen als Tiere, die in einer abwechslungsreichen Umgebung aufwuchsen«. Braun, K. & Bogerts, B. (2001)

8 Schüßler, G. (2003)

9 Spitzer, M. (2003b)
Die Kinder, die von ihrer primären Intelligenzausstattung nur über wenige Ressourcen verfügen, trifft das Vielsehen besonders hart, denn auf diese »hat das Fernsehen einen besonders verheerenden Einfluss«, so Spitzer weiter.
Die Untersuchung, auf die sich Spitzer bezieht (Schneider W., Ennemoser M, Schiffer K., Reinsch C.: Zum Einfluss des Fernsehens auf die Entwicklung von Sprach- und Lesekompetenzen von Kindern. 2003: www.psychologie.Uni-wuerzburg.de/i4pages/html/ fernsehprojekt. html), bestätigt nach 20 Jahren die Untersuchung von Voll, R., Aldenhoff W.-H. & Schmidt M.H. aus dem Jahre 1983.

10 Spitzer, M. (2002a)

11 Ein Nachteil der funktionellen Magnetresonanztomographie ist der, dass nur die Aktivität der ankommenden Impulse aus anderen Hirnregionen sowie deren Verarbeitung erfasst wird, weniger die Aktivität der »abgefeuerten« Signale.

12 Mathews, V. P. (2002)

XVI. Wie den Teufelskreis wechselseitiger Entwertung durchbrechen ...?

1 Quelle: Flyer zu dem Film, herausgegeben vom Ventura Film-Verleih, Boxhagener Str. 18, 10245 Berlin (2002)

2 La Vie, 29.8.2002

3 Hilfreich sind hierfür auch Rituale wie zum Beispiel der Morgenkreis, in dem die Schüler über das berichten können, was ihnen wichtig ist, worüber sie sich gefreut und geärgert haben. In dem Morgenkreis – aber auch in anderen Ritualen – ist ein Raum mit einer besonderen Aufmerksamkeit hierfür gegeben.

4 Salomon Korn, Frankfurter Rundschau vom 15.6.2000

5 Der nach London emigrierte ungarische Arzt Michael Balint und seine Frau Enid begannen 1950 an der Tavistock Clinic in London Seminare, die zunächst unter der Bezeichnung »Diskussionsseminare über psychologische Probleme in der ärztlichen Praxis« angekündigt waren, für die sich später aber die Bezeichnung »Balint-Gruppe« durchsetzte. In diesen Gruppen mit acht bis zehn praktischen Ärzten und ein bis zwei Psychiatern wurden Beziehungsprobleme zwischen Arzt und Patient in der Allgemeinpraxis reflektiert. Hierbei erwies es sich sehr schnell als sinnvoll, Selbsterfahrung und Selbstwahrnehmung des Arztes mit in den Reflexprozess einzubeziehen. Das Ergebnis: Ärzten wie Patienten ging es gemeinsam besser. Der Erfolg der Balint-Gruppe war so überzeugend, dass die Methode auch für andere professionelle Helfer eingesetzt wurde. Eine Balint-Gruppe trifft sich mit acht bis 14 Teilnehmern ein- bis viermal im Monat über zwei Stunden. Wichtig ist, dass die Teilnahme freiwillig erfolgt und auch die Teilnahmegebühr von den Teilnehmern selbst getragen wird.

6 Schiffer, E. (1993/1997)

Unsere Mitarbeiterin Dipl.-Päd. Sabine Hinz leitete Balint-Gruppen mit LehrerInnen, darunter sind auch ehemalige Patienten von uns. Die positiven Erfahrungen, die sie darin sammeln konnte, entsprechen denen, die im Rahmen der Psychosomatischen Grundversorgung mit Ärztinnen und Ärzten gemacht werden konnten.
7 Bauer, J. u. a. (2003)
8 Statistisches Bundesamt (1999)

XVII. Über Spiegelneuronen, Nachahmung und Eigen-Sinn

1 Fuchs, T. (2003)
Ergänzend heißt es bei Fuchs: Merleau-Ponty hat aus phänomenologischer Sicht diese Sphäre als »Zwischenleiblichkeit« bezeichnet, um damit auszudrücken, dass es sich um ein systemisches Geschehen »zwischen zwei Leibern« handelt, in das beide Partner von vornherein einbezogen sind (Merleau-Ponty, 1994, S. 194). Ähnlich bezeichnet das *Zwischen* bei Buber den Raum der Beziehung, der der Differenzierung von Ich und Du vorausgeht – ein gerade vor dem Hintergrund der Säuglingsforschung höchst aktueller Gedanke (Buber, 1984).
2 Winnicott, D. W. (1971/1979), S. 129
3 Stern, D. N. (1998), S. 148
4 Bauer, J. (2002), S. 85

XVIII. Wahrnehmung, Nachahmung und Darstellung des Wesentlichen

1 Aristoteles (1994)
2 Gadamer, H.-G. (1972)
3 Gadamer, H.-G. (1972)
4 Gadamer, H.-G. (1972)
5 Egli, H. (2003)

XIX. Lebensfreude und Lernfreude

1 Interessant wäre in diesem Zusammenhang sicherlich auch eine Befragung von Lehrern/Lehrerinnen zu ihrer Lehrfreude im Unterricht.

2 Heisterkamp, G. (1999)

3 Krause, R. (2000)

4 Dornes, M. (1993)

5 Lindgren, A. (1977)

6 Wellness ist eher in der Nähe des Fromm'schen »Haben« angesiedelt, ist kein Modus des »Seins«. Constanze Rietzel (2003) hat in ihrer Examensarbeit »Haben und Sein in Bildungsprozessen« darauf hingewiesen, dass der Modus des Seins nicht intellektuell verstanden, sondern nur erfahren werden kann. (S. 64)

7 Einen vorläufigen Höhepunkt in dieser Entwicklung stellt die Sendung »Jackass« des Privatsenders MTV dar. In dieser Sendung, die samstags um 23.30 Uhr gerne von 13- bis 16-jährigen Schülern auf dem eigenen Fernseher angeschaut wird, werden u. a. Suizide gezeigt, Folter mit Insekten, die diverse menschliche körperliche Eintrittshöhlen erkunden dürfen, und Festgelage mit zuvor Erbrochenem …

8 Hanser, H. (2003)

9 Hanser, H. (2003)

XX. Ketzerisches zur Hochbegabungsdiskussion

1 Der Begriff »Begabung« hat einen biologistischen Beiklang, der ihn heute nur noch mit Vorbehalt verwendbar erscheinen lässt. Sinnvoller ist es, von *Kompetenzen* zu sprechen.

2 Eben vor diesem Hintergrund haben nach dem zweiten Weltkrieg die Gründungsväter und -mütter der Hochbegabten-Förderungseinrichtung »Evangelisches Studienwerk Villigst e.V.« die wirtschaftliche und thematisch-inhaltliche Förderung hochbegabter Studenten so konzipiert, dass diese ein kritisches gesellschaftliches Engagement mit einschließt.

3 Der Begriff wird hier im Hinblick auf seine Bedeutung in der 68er-Bewegung verwendet. Ansonsten hat dieser Begriff durchaus die Konnotation spezifischer nationalsozialistischer Begriffe. An dieser

wie auch an anderen Stellen versagte dann die Begabung zur Selbstaufklärung innerhalb der 68er-Bewegung.

4 Möglicherweise kann nach den ersten Eindrücken der Zweitautorin, die auf den Schulzeugnissen in Niedersachsen wieder eingeführte Bewertung des Sozialverhaltens in der Schule in geeigneter Weise die Eltern für diese pädagogische Aufgabe sensibilisieren.

5 Als Mitte der 60er-Jahre (d. l. JH.) an den meisten Universitäten für das Fach Medizin der Numerus clausus eingeführt wurde, zeigte sich der damalige Vorsitzende des Medizin-Prüfungsausschusses an der Universität Kiel, der zugleich auch federführend im Zulassungsverfahren für das Medizinstudium war, der Anatom Alkmar von Kügelgen, von Schulnoten nicht sonderlich beeindruckt. Ein Musikinstrument sollte jemand spielen können, der Arzt oder Ärztin werden wollte, und in seinem Leben schon einmal konkrete soziale Verantwortung übernommen haben. Leider hat sich dieses Konzept bislang nicht durchsetzen können.

XXI. Und was ist mit den Genen – zum Beispiel bei AD(H)S, Sucht, Gewalt ...?

1 Bauer, J. (2002), S. 7

2 Diese neuronalen Verknüpfungen, die die körperliche Grundlage für die Fähigkeit zu einer differenzierten Kritik und Selbstkritik abgeben, sind sehr schnell – vorübergehend und dann auch dauerhaft – störbar. Schon geringe Alkoholmengen, bei denen alle anderen Hirnfunktionen noch gut erhalten sind, blockieren diese Bahnen. Das macht u. a. den Charme von Stammtischgesprächen aus.

3 Bauer, J. (2002), S. 7

4 Bauer, J. (2002), S. 21–22

5 Bauer, J. (2002), S. 41

6 Bauer, J. (2002), S. 42

7 Dies ergab eine systematische Befragung von Patientinnen in unserer ambulanten Sprechstunde am Christlichen Krankenhaus Quakenbrück in den Jahren 2002 und 2003.

8 Spitzer, M. (2002b)

Epilog: Erfahrene Hoffnung. Zeit für den Purzelbaum

1 Stern, D. N. et al. (2001)
2 Janzarik, W. (2002)
3 Janzarik, W. (2002)
4 Wie ein solches Herausspringen aus eingefahrenen Gleisen auch in der Welt der Erwachsenen gelingen kann, hat die erfolgreiche Anti-Aidskampagne gezeigt. Dieser verdanken wir, dass die Zahl der Neuansteckungen auf der nördlichen Halbkugel weit unter dem befürchteten katastrophalen Umfang blieb, wenngleich wir ihn auf der südlichen Halbkugel vorfinden. Mit Witz und Geist (und entsprechendem materiellem Werbeaufwand) wurde ein scheinbar antiquierter und hochtabuisierter »Hygieneartikel«, das Kondom, unter Vermittlung von Spielregeln zu einem erotischen Spielzeug und zugleich das Liebesspiel zu einem »Fairplay«. Nicht ein drohendes »Du musst!«, sondern ein lachendes »Spiel mit« stand im Vordergrund dieser Kampagne. Eben diese Ansicht vertrat jüngst auch V. S. Felliti, der sich mit der Krankheits- bzw. Gesundheitsgeschichte von 26.000 Erwachsenen in einer aufwendigen Forschungsarbeit auseinander gesetzt hat. Sein Fazit: Nur eine umfassende Primärprävention – die nach der Darstellung Fellitis zugleich auch Salutogenese mit meint –, kann die Grundlage für eine gute spätere Entwicklung legen. Hierfür müsste geworben werden (Felliti, V. J., 2003).

Bibliographie

Adamek, K. (2002): Wenn die Seelen verstummen. Der schleichende Verfall des Singens ist eine Gefahr für die Gesellschaft. Zeitzeichen 3, Nr. 8, 24–26.

Adorno, T. (1956/1992): Kritik des Musikanten. In: Ders.: Dissonanzen. Musik in der verwalteten Welt. Göttingen: Vandenhoeck, S. 69.

Anselm, S. (2001): Soziale Traumen, Aggression und Gewalt. Psyche – Z. Psychoanal., 55, 377–391.

Aristoteles (1994): Die Poetik. Stuttgart: Philipp Reclam jun.

Balint, M. (1970): Therapeutische Aspekte der Regression. Die Theorie der Grundstörung. Stuttgart: Klett.

Balint, M. (1994): Angstlust und Regression. Stuttgart: Klett-Cotta.

Battegay, R. (1982): Die Hungerkrankheiten. Unersättlichkeit als krankhaftes Phänomen. Bern: Hans Huber.

Bauer, J. (2002): Das Gedächtnis des Körpers. Wie Beziehungen und Lebensstile unsere Gene steuern. Frankfurt/M.: Eichborn.

Bauer, J. u. a. (2003): Burn-out und Wiedergewinnung seelischer Gesundheit am Arbeitsplatz. Psychother. Psych. Med., 53, 213–222.

Bilger, J. (2002): Neue Umwelten – neue Kinderkrankheiten. umweltmedizin-gesellschaft, 15, 207–210.

Bloch, E. (1959/1985): Das Prinzip Hoffnung. Frankfurt/M.: Suhrkamp.

Braun, K. & Bogerts, B. (2001): Erfahrungsgesteuerte neuronale Plastizität. Bedeutung für Pathogenese und Therapie psychischer Erkrankungen. Nervenarzt, 72, 3–10.

Buddeberg-Fischer, B. et al. (2000): Unterrichtsklima und Symptombildungen. Zusammenhänge zwischen Schulstress, Kohärenzgefühl und physischen/psychischen Beschwerden von Gymnasiasten. Psychother. Psychosom. Med. Psychol., 50, 222–229.

Cierpka, M. (Hrsg.) (2001): Faustlos – ein Curriculum zur Prävention von aggressivem und gewaltbereitem Verhalten bei Kindern der Klassen 1 bis 3. Hogrefe: Göttingen.

Cierpka, M. (Hrsg.) (2002): Faustlos – ein Curriculum zur Prävention von aggressivem und gewaltbereitem Verhalten bei Kindern im Kindergarten. Heidelberger Präventionszentrum, Heidelberg.

Cierpka, M. (2003): Sozial-emotionales Lernen mit FAUSTLOS. Psychotherapeut, 48, 247–254.

Csikszentmihalyi, M. (1993): flow. Das Geheimnis des Glücks. Stuttgart: Klett-Cotta.

Döpfner, M. et al. (1997): Psychische Auffälligkeiten von Kindern und Jugendlichen in Deutschland. Ergebnis einer repräsentativen Studie. Z. Kinder Jugendpsychiat. Psychother., 25, 2.

Dornes, M. (1993): Der kompetente Säugling. Die präverbale Entwicklung des Menschen. Frankfurt/M.: Fischer.

Egle U. T. et al. (2002): Früher Stress und Langzeitfolgen für die Gesundheit. Z. Psychosom. Med. Psychother., 48, 411–434.

Egli, H. (2003): Neurowissenschaftliche Ergebnisse und ihre Bedeutung für die Balint-Arbeit. Balint-Journal, 2, 38–46.

Faller, H. (2002): Verhaltensgenetik. Was bringt die Genetik für das Verständnis der Entwicklung von Persönlichkeitseigenschaften und psychischen Störungen? Psychotherapeut, 48, 80–92.

Felliti, V. J. (2003): Ursprünge des Suchtverhaltens – Evidenzen aus einer Studie zu belastenden Kindheitserfahrungen. Praxis Kinderpsychol. Kinderpsychiat., 52, 547–559.

Freud, S. (1939/1999): Das Unbehagen in der Kultur. Frankfurt/M.: Fischer.

Frühauf, W. (2002): Die Bedrohung der Gattung »Mensch«. Dtsch. Ärztebl., 99: A, 1281–1286.

Fuchs, T. (2003): Nonverbale Kommunikation: Phänomenologische, entwicklungspsychologische und therapeutische Aspekte. Z. Klin., Psychiatrie und Psychotherapie, 51, 333–345.

Gadamer, H.-G. (1972): Wahrheit und Methode. Tübingen: J. C. Mohr.

Gombrich, E. H.; Hochberg, J. & Black, M. (1977): Kunst, Wahrnehmung, Wirklichkeit. Frankfurt/M.: Suhrkamp.

Götze, B.; Kiese-Himmel, C. & Hasselhorn, M. (2001): Haptische Wahrnehmungs- und Sprachentwicklungsleistungen bei Kindergarten- und Vorschulkindern. Prax. Kinderpsychol. Kinderpsychiat., 50, 640–648.

Grode, W. (2001): Widerpart des Sozialdarwinismus. Eine menschliche Gesellschaft braucht die Behinderten. Zeitzeichen. Evangelische Kommentare zu Religion und Gesellschaft, 2, Nr. 11, 44–45.

Hanser, H. (2003): Zahlenspiele im Kindergarten. Gehirn & Geist, 4/2003.

Hartogh, T. (2000): Überlegungen zur therapeutischen Wirkung von Musik und zur Notwendigkeit systemischer Forschung. Musik-, Tanz- und Kunsttherapie, 11, 134–140.

Heisterkamp, G. (1999): Zur Freude in der analytischen Psychotherapie. Psyche – Z. Psychoanal., 53, 1247–1265.

Janzarik, W. (2002): Abruf oder Autopraxis mnestischer Zustände? Der Nervenarzt, 73, 442–444.

Johnson, J. G.; Cohen, P.; Smailes, E. M.; Kasen, S. & Brook, J. S. (2002): Television viewing and aggressive behavior during adolescence and adulthood. Science, 295, 2468–2471.

Kopf, B. & Prucher, J. (2002): SchulVerwaltung NI SH, 4/2002, S. 106.

Krause, R. (2000): Neue Befunde der Affektforschung zur Depression. Z. Psychosom. Med., 46, 331–348.

Krause, R. (2001): Affektpsychologische Überlegungen zur menschlichen Destruktivität. Psyche – Z. Psychoanal., 55, 934–960.

Kuiper, P. C. (1995): Seelenfinsternis. Die Depression eines Psychiaters. Frankfurt/M.: Fischer.

Lindgren, A. (1977): Das entschwundene Land. Hamburg: Oetinger.

Linke, D. B. (2001): Kunst und Gehirn. Die Eroberung des Unsichtbaren. Reinbek: Rowohlt Taschenbuch.

Lorenzer, A. (1985): Psychoanalytiker und Detektiv. Psyche – Z. Psychoanal., 39, 1–11.

Mathews, V. P. (2002): Functional Magnetic Imaging and Video Play; University of Indiana Medical School. Paper presented on 88th Scientific Session & Annual Meeting of the Radiological Society of North America 2002. Ref. in Gehirn & Geist, Nr. 2/2003.

Milch, W. (2000): Kleinkindforschung und psychosomatische Störungen. Psychotherapeut, 45, 18–24.

Mitscherlich, A. & Mitscherlich, M. (1976): Die Unfähigkeit zu trauern. München: Piper.

Petzold, E. R.; Bergmann, G. & Stubbe, M. (2002): Editorial zum Balint-Journal, 3, 33.

Rauhe, H. (2002): In: Ein Kanon im Parlament. Gespräch mit dem Musiker und Musikwissenschaftler Hermann Rauhe über die Bedeutung des Singens für die Gesellschaft. Zeitzeichen 3, Nr. 8, 27–29.

Reck, C. & Mundt, C. (2002): Psychodynamische Therapieansätze bei depressiven Störungen. Pathogenesemodelle und empirische Grundlagen. Der Nervenarzt, 73, 613–619.

Schuler, C. (2002): Die Zeit vom 4.7.2002.

Saint-Exupéry, A. de (2000): Der kleine Prinz. Düsseldorf: Karl Rauch Verlag.

Schiffer, H. & Schiffer E. (1982): Die Welt nicht mehr begreifen können. Evangelische Kommentare, 15, 385–387.

Schiffer, E. (1985): Patient Schule. Evangelische Kommentare, 18, 319–322.

Schiffer, E. (1990): Der entfremdete Hunger. Weltzerstörende Unersättlichkeit als Suche nach Sinn und Geborgenheit. Basel und Baunatal: Recom.

Schiffer, E. (1993/1997): Warum Huckleberry Finn nicht süchtig wurde. Anstiftung gegen Sucht und Selbstzerstörung bei Kindern und Jugendlichen. Weinheim und Basel: Beltz.

Schiffer, E. (1994/1999): Warum Hieronymus B. keine Hexe verbrannte. Gewaltbereitschaft bei Kindern und Jugendlichen erkennen – Gewalt vorbeugen. Weinheim und Basel: Beltz.

Schiffer, E. (1997/2001): Der Kleine Prinz in Las Vegas. Mit spielerischer Intelligenz den Herausforderungen unserer Zeit begegnen. Weinheim und Basel: Beltz.

Schiffer, E. (2001): Wie Gesundheit entsteht. Salutogenese: Schatzsuche statt Fehlerfahndung. Weinheim und Basel: Beltz.

Schiffer, E. & H. (2002): Nachdenken über Zappelphilipp. Beweg-Gründe und Hilfen. Weinheim und Basel: Beltz.

Schüßler, G. (2003): Blick in Internationale Zeitschriften. Z. Psychosom. Med., 49, 87–92.

Seligmann, M. E. (1992): Erlernte Hilflosigkeit. Weinheim und Basel: Beltz.

Settertobulte, W. (2002): Fit (f)or Fun – Lebensstile und ihre Auswirkungen auf die Gesundheit von Kindern. umwelt-medizin-gesellschaft, 15, 201–206.

Skandinavische Grundsätze zur Schulkultur. GEW Hauptvorstand, Reifenberger Str. 21, 60489 Frankfurt/M.

Spitzer, M. (2002a): Lernen. Gehirnforschung und die Schule des Lebens. Heidelberg & Berlin: Spektrum, Akademischer Verlag.

Spitzer, M. (2002b): Psychohygiene und Missbildungen in der Schwangerschaft. Nervenheilkunde, 19, 575–576.

Spitzer, M. (2003a): Der Mandelkern und die metakognitive Kernkompetenz. Gehirnforschung für die Schule. Nervenheilkunde, 22, 216–219.

Spitzer, M. (2003b): Fernsehen und Kinder in Deutschland. Emotionen, Schulen, Körper und Geist. Nervenheilkunde, 22, 113–115.

Stern, D. N. (1998): Die Lebenserfahrung des Säuglings. Stuttgart: Klett-Cotta.

Stern, D. N. et al. (2001): Die Rolle des impliziten Wissens bei der therapeutischen Veränderung. Einige Auswirkungen entwicklungspsychologischer Beobachtungen für die psychotherapeutische Behandlung Erwachsener. Psychother. Psych., Med., 51, 147–152.

Storm, Theodor (1951): Meeresstrand. Sämtliche Werke in 2 Bänden, München: Winkler.

Streeck-Fischer, A. (1992): »Geil auf Gewalt«. Psychoanalytische Bemerkungen zu Adoleszenz und Rechtsextremismus. Psyche – Z. Psychoanal., 46, 745–768.

Süßke, R. (2002): Diesseits der Worte. Daniel N. Sterns Forschungen zum »impliziten Beziehungswissen« in Therapieverläufen. Überarbeitete Fassung eines Vortrages in der Weiterbildungsveranstaltung der Abteilung für Psychosomatische Medizin am Christlichen Krankenhaus Quakenbrück, 20.2.2002. www.Text-Galerie.de.

Theiner, B. & Weymann, M. (2003): Die Hotpipers – Schüler machen Straßenmusik. Grundschulprojekte Heft 2, 2003, 55–57. grundschule-holtgast@t-online.de.

Tronick, E. Z. & Cohn, J. F. (1989): Infant-mother face to face interactions: Age and gender differences in coordination and the occurence of miscoordination. Child Dev., 60, 85–92.

Voll, R.; Aldenhoff W.-H. & Schmidt M. H. (1983): Fernsehkonsum, Lesegewohnheiten und psychiatrische Auffälligkeiten bei achtjährigen Kindern. Praxis der Kinderpsychol. Kinderpsychiat., 32, 193–199.

Weber, A.; Weltle, D. & Lederer, P. (2002): Zur Problematik krankheitsbedingter Frühpensionierungen von Gymnasiallehrkräften. Versicherungsmedizin. Prognose, Therapie, Begutachtung, 54, 75–83.

Weber, E. W. (1999): Die vergessene Intelligenz. Musik im Kreis der menschlichen Anlagen. Zürich: Musikverlag PAN AG.

Winnicott, D. W. (1971/1979): Vom Spiel zur Kreativität. Stuttgart: Klett-Cotta.

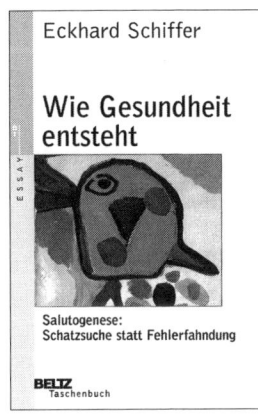

Eckhard Schiffer

Wie Gesundheit entsteht

ESSAY

Salutogenese:
Schatzsuche statt Fehlerfahndung

BELTZ
Taschenbuch

In sich und der Welt ruhen

Wie ensteht Gesundheit? Eine Frage, die sich kaum jemand stellt. Über die Krankheit haben die Mediziner weitgehend die Gesundheit vergessen. Aber was genau ist Gesundheit, wenn wir sie nicht nur als Abwesenheit von Krankheit betrachten? Das fragt Eckhard Schiffer, Analytiker, Arzt und Autor des Klassikers zur Suchtprävention *Warum Huckleberry Finn nicht süchtig wurde.* Nicht nach Fehlern und Störungen, die zur Krankheit führen, will er suchen, sondern nach schöpferischen Kräften, die seelische und körperliche Gesundheit von Kindheit an ermöglichen. Dabei stützt er sich auf das Konzept der Salutogenese – wörtlich übersetzt: Gesundheitsentstehung – Aaron Antonovskys und den Begriff der »Kohärenz« als Gefühl, »innerlich zusammengehalten zu werden, nicht zu zerbrechen und auch in äußeren Anbindungen Unterstützung und Halt zu finden«. Hat sich dieses Kohärenzgefühl in der Kindheit entwickelt, kann es in Krisen und Krankheitszuständen abgerufen werden. Dann können wir bedrohlichen Situationen und Belastungen positiv begegnen, wir nehmen sie als Herausforderungen an und zerbrechen nicht an ihnen.

»Schiffer schreibt über diesen inneren, abrufbaren Schatz, diese Stärke und eigene Möglichkeit der Lebensbewältigung, die gesund erhält und gesund macht, jenseits der medizinischen Fehlerfahndung.«
Süddeutsche Zeitung

Eckhard Schiffer
Wie Gesundheit entsteht
Salutogenese: Schatzsuche statt Fehlerfahndung
Beltz Taschenbuch 90
184 Seiten
ISBN 3 407 22090 1

Originalausgabe

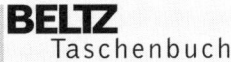

BELTZ
Taschenbuch

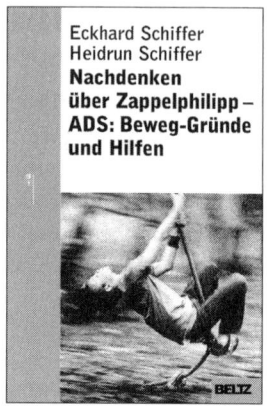
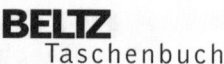

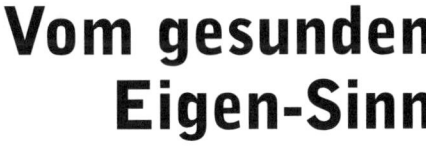
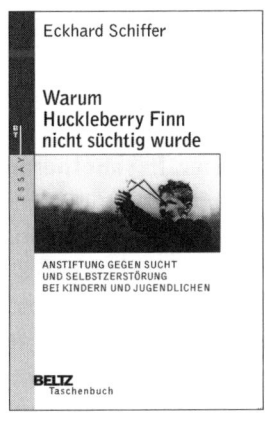
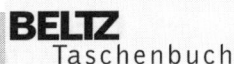

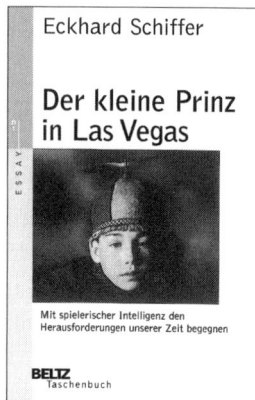
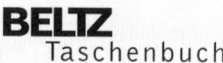